Endodontics

新・歯科衛生士教育マニュアル

歯内治療

編集

笠原悦男　松本歯科大学衛生学院 学院長

林　宏行　大阪歯科大学名誉教授

吉田隆一　朝日大学教授

クインテッセンス出版株式会社　2011

QUINTESSENCE PUBLISHING

Berlin | Chicago | Tokyo
Barcelona | London | Milan | Mexico City | Paris | Prague | Seoul | Warsaw
Beijing | Istanbul | Sao Paulo | Zagreb

執筆者一覧（五十音順）

笠原悦男	松本歯科大学衛生学院 学院長
河野　哲	朝日大学歯学部教授
至田宗泰	元大阪歯科大学歯学部准教授
瀧谷佳晃	朝日大学歯学部准教授
辻　則正	大阪歯科大学歯学部講師
林　宏行	大阪歯科大学名誉教授
細見　環	関西女子短期大学教授
堀　雅晴	朝日大学歯学部非常勤助教
森　春菜	朝日大学歯学部非常勤講師
好川正孝	大阪歯科大学客員准教授
吉田隆一	朝日大学教授

序　文

　平成16年9月に歯科衛生士学校養成所指定規則が改正され，平成22年度からは歯科衛生士教育はすべて3年以上の課程が必要であるという決定がなされた．この背景には，高齢化社会における社会ニーズに対応するうえで，また国民全体が健康志向から予防医学への関心を高めていくという流れの中で，歯科衛生士の果たす役割に今後ますますの増大が見込まれることから，アシスタントにとどまらず，歯科医療の一端を担うパートナーとなってほしいとの社会的な要望が存在している．自分自身の歯で咀嚼し，語らうことがQOL向上に不可欠であることはもはや常識となり，歯を中心とした口腔管理への歯科的介在が，その重要性とともに認知要請される時代を迎えようとしている．

　歯内治療学は，歯の硬組織，歯髄および根尖性歯周組織の疾患に対する予防と治療法を対象とした歯科臨床における基盤ないし根幹となる分野の学問である．的確な歯内治療を施すことにより，自分自身の歯としての機能を健全に維持することを可能にする．歯内治療は日常的に高頻度で行われる診療行為であり，その内容は多岐にわたり，使用する器械材料もきわめて多種類である．したがって，診療を能率的かつ円滑に行うには，その治療内容や手順を十分に理解し，診療補助作業に支障をきたさないようにしなければならない．

　本書は，歯内治療学に必要とされる知識と技術をわかりやすく理解できるよう項目を順序良く構成し，各章ごとに最初に学習目標を，最後に歯科衛生士国家試験問題をそれぞれ掲載して，知識を整理しやすいよう工夫した．また本文中の右スペースには用語解説や注釈を入れ，模式図や写真を配置することでビジュアル化し，理解度を高めるよう配慮がなされている．

　おわりに，本書の出版に終始ご協力くださったクインテッセンス出版の編集担当者に心から御礼申し上げる．

平成23年11月

編者一同

CONTENTS

chapter 1 歯内治療学概論 ... 10
1-1 歯内治療学の意義と目的 ... 10
1-2 歯の硬組織・歯髄・根尖歯周組織の構造と機能 ... 10
1）歯の硬組織の構造と機能 ... 10
2）歯髄の構造と機能 ... 12
3）根尖歯周組織の構造と機能 ... 13

復習しよう！ ... 13

chapter 2 歯の硬組織疾患の概要と治療法 ... 14
2-1 歯の硬組織疾患の概要 ... 14
1）歯の発育・形成異常 ... 14
2）歯の物理的損傷 ... 20
3）歯の化学的損傷 ... 23
4）う蝕 ... 23

2-2 象牙質知覚過敏症の概要 ... 24
1）象牙質知覚過敏症の診査 ... 24
2）象牙質知覚過敏症の診断のための簡便な検査法 ... 25
3）窩洞形成（象牙質切削）による歯髄の変化 ... 25
4）象牙質の知覚 ... 25

2-3 歯の硬組織疾患の検査法 ... 26
1）検査用の器械・器具 ... 26
2）検査法 ... 26

2-4 歯の硬組織疾患の治療法 ... 28
1）う蝕の治療法 ... 28
　（1）エナメル質にとどまるう蝕 ... 28
　（2）象牙質に達するう蝕 ... 28
　（3）歯髄近くまで達するう蝕 ... 28
2）象牙質知覚過敏症の治療法 ... 29
　（1）予防的処置 ... 29
　（2）非侵襲的処置 ... 29
　（3）侵襲的処置 ... 30

復習しよう！ ... 30

chapter 3 歯髄疾患の概要と治療法 ... 31
3-1 歯髄疾患の概要 ... 31

1）歯髄疾患の原因と経過 31
　　　2）歯髄疾患の分類と臨床症状 32
　　　3）歯髄疾患の検査法 35
　　3-2 **歯髄疾患の治療法** 40
　　　1）バリアーテクニックについて 40
　　　2）無菌的処置法 41
　　　　（1）ラバーダム防湿法 41
　　　　（2）隔壁形成法 42
　　　3）器械・器具の滅菌消毒（検査用器具も含む） 43
　　　4）材料の管理・保管 45
　　　5）歯髄の除痛法 45
　　　　（1）除痛法の種類 45
　　　　（2）表面麻酔法 46
　　　　（3）浸潤麻酔法 46
　　　　（4）伝達麻酔法 46
　　　　（5）除活法（失活法） 46
　　　6）仮封法 47
　　　7）歯髄保存療法 48
　　　　（1）歯髄鎮痛消炎療法 49
　　　　（2）間接覆髄法 50
　　　　（3）暫間的間接覆髄法（IPC法） 51
　　　　（4）直接覆髄法 52
　　　8）歯髄除去療法 53
　　　　（1）生活歯髄切断法（生活断髄法） 53
　　　　（2）失活歯髄切断法（除活断髄法） 55
　　　　（3）麻酔抜髄法（直接抜髄法） 55
　　　　（4）失活抜髄法（間接抜髄法） 60
　復習しよう！ 61

chapter 4 根尖性歯周組織疾患の概要と治療法　62
　4-1 **根尖性歯周組織疾患の概要** 62
　　　1）根尖性歯周組織疾患の原因と経過 62
　　　2）感染根管と根尖性歯周組織疾患との関連 66
　　　3）根尖性歯周組織疾患の分類と臨床症状 73
　　　　（1）急性単純性根尖性歯周炎 74
　　　　（2）急性化膿性根尖性歯周炎 74

（3）慢性単純性根尖性歯周炎 　75
　　　（4）慢性化膿性根尖性歯周炎 　75
　　　（5）歯根肉芽腫 　76
　　　（6）歯根嚢胞 　76
　　4）根尖性歯周組織疾患の検査法 　77
　4-2 根尖性歯周組織疾患の治療法 　82
　　1）感染根管治療の基本的な考え方 　82
　　2）感染根管治療の基本的手順 　82
　　　（1）術前の準備 　82
　　　（2）う蝕象牙質の除去 　84
　　　（3）ラバーダム防湿 　84
　　　（4）髄室開拡 　84
　　　（5）根管口の形成 　85
　　　（6）根管長測定 　85
　　　（7）根管の拡大・形成 　86
　　　（8）根管の拡大・形成法 　88
　　　（9）根管の化学的清掃 　88
　　　（10）根管の消毒 　90
　　　（11）仮封法 　91
　　3）根尖性歯周組織疾患の緊急処置 　92
復習しよう！ 　93

chapter 5　根管充填　94

　5-1 根管充填の目的と時期 　94
　　1）根管充填の目的 　94
　　2）根管充填の時期 　94
　5-2 根管充填の材料，器具および術式 　95
　　1）根管充填材(剤)の所要性質 　95
　　2）根管充填材(剤)の種類 　95
　　　（1）固形のもの（ポイント類） 　96
　　　（2）根管充填用セメント（シーラー） 　96
　　　（3）糊剤 　97
　　3）根管充填用器具 　97
　　4）根管充填法 　97
　　　（1）ガッタパーチャポイントによる根管充填法 　97
　　　（2）糊剤による根管充填法 　100

5-3　根管充填後の予後 ……………………………………………………… 100
　復習しよう！ ……………………………………………………………………… 101

chapter 6　根未完成歯の治療法　102

6-1　アペキソゲネーシス …………………………………………………… 102
　　1）アペキソゲネーシスの定義 ……………………………………………… 102
　　2）アペキソゲネーシスの術式 ……………………………………………… 102
6-2　アペキシフィケーション ……………………………………………… 103
　　1）アペキシフィケーションの定義 ………………………………………… 103
　　2）アペキシフィケーションの術式 ………………………………………… 104
　　3）根尖部の治癒形態 ………………………………………………………… 105
　復習しよう！ ……………………………………………………………………… 106

chapter 7　歯髄・根管治療時の偶発症と対応　107

7-1　穿孔 ………………………………………………………………………… 107
　　1）原因 ………………………………………………………………………… 107
　　2）対応 ………………………………………………………………………… 108
7-2　器具の根管内破折 ……………………………………………………… 109
　　1）原因 ………………………………………………………………………… 109
　　2）対応 ………………………………………………………………………… 109
7-3　根管治療後の根尖性歯周炎 …………………………………………… 110
　　1）原因 ………………………………………………………………………… 110
　　2）対応 ………………………………………………………………………… 111
7-4　器具の誤飲 ……………………………………………………………… 111
　　1）原因 ………………………………………………………………………… 112
　　2）対応 ………………………………………………………………………… 112
7-5　皮下気腫 ………………………………………………………………… 112
　　1）原因 ………………………………………………………………………… 113
　　2）対応 ………………………………………………………………………… 113
　復習しよう！ ……………………………………………………………………… 113

chapter 8　歯内 - 歯周疾患　114

8-1　歯内 - 歯周疾患の概要 ………………………………………………… 114
　　1）歯内 - 歯周疾患の分類 …………………………………………………… 114
　　2）歯内 - 歯周疾患の症状と診断 …………………………………………… 115
　復習しよう！ ……………………………………………………………………… 117

chapter 9 外科的歯内療法 …… 118
9-1 意義と目的 …… 118
9-2 種類 …… 118
1) 外科的排膿路の確保(膿瘍切開) …… 118
2) 根尖掻爬法 …… 119
3) 根尖切除法と逆根管充填法 …… 120
4) 歯根切断法 …… 121
5) 歯根分離法(ルートセパレーション) …… 121
6) ヘミセクション …… 122
7) 歯の再植法 …… 123
8) 歯の移植法 …… 123

復習しよう! …… 124

chapter 10 マイクロスコープを使用した歯内治療 …… 125
10-1 顕微鏡下の根管治療 …… 125
1) 顕微鏡下の3つの利点 …… 125
2) 顕微鏡使用時の注意点 …… 127
3) 顕微鏡使用時の特殊器具 …… 127
4) 歯内治療における顕微鏡の適応症 …… 128
10-2 マイクロサージェリー …… 129

復習しよう! …… 130

chapter 11 高齢者の歯内治療 …… 131
11-1 高齢者と成人の歯内治療の違い …… 131
1) 歯と口腔の変化 …… 131
2) 全身状態の変化 …… 132
11-2 歯内治療と全身疾患 …… 133
1) 高血圧症 …… 133
2) 狭心症 …… 133
3) 心筋梗塞 …… 133
4) 糖尿病 …… 133
5) 感染症(ウイルス性肝炎,エイズ) …… 134

復習しよう! …… 134

chapter 12 根管治療後の歯冠修復　135
12-1　支台築造と歯冠修復　135
12-2　支台築造法　135
1）鋳造金属による支台築造　135
2）鋳造金属を用いない支台築造　135
3）根管充填歯に支台築造を行う際の注意点　135
4）歯根破折を引き起こさないための注意点　136
12-3　根管処置後の歯冠修復　136
1）コンポジットレジン修復　136
2）メタルアンレー修復　136
3）全部被覆冠　137

復習しよう！　137

索引　138

＜執筆分担＞

chapter 1 ……笠原悦男	chapter 7 ……笠原悦男
chapter 2 ……好川正孝／林　宏行	chapter 8 ……笠原悦男
chapter 3 ……河野　哲／吉田隆一	chapter 9 ……森　春菜／吉田隆一
chapter 4 ……細見　環／至田宗泰／辻　則正／林　宏行	chapter10 ……堀　雅晴／吉田隆一
chapter 5 ……笠原悦男	chapter11 ……辻　則正／林　宏行
chapter 6 ……至田宗泰／林　宏行	chapter12 ……瀧谷佳晃／吉田隆一

chapter 1 歯内治療学概論

学習目標
- □ 歯内治療学の意義と目的を説明できる．
- □ 歯の硬組織の構造と機能を説明できる．
- □ 歯髄の構造と機能を説明できる．
- □ 根尖歯周組織の構造と機能を説明できる．

1-1 歯内治療学の意義と目的

　歯はかけがえのないものであり，生活の質(QOL)を高め，心身の健康や老化防止にも深く関与するものであることが，広く認知されるようになった．
　歯内治療学は，う蝕や外傷による歯質欠損から継発する疾患を予防・治療する学問である．細菌感染により痛みを生じる疾患や，放置すると失われてしまう歯に対して苦痛を取り除き，歯の機能を回復・存続させることを目的として行われるのが歯内治療であり，いわば病人の苦痛を除き，社会復帰させる救命医療行為になぞらえることができる．

1-2 歯の硬組織・歯髄・根尖歯周組織の構造と機能

　歯は硬組織(エナメル質，象牙質，セメント質)と中心部に血管・神経を内包する歯髄からなり，それを顎の組織と連結・支持する歯周組織によって構成される(図1-1)．

1) 歯の硬組織の構造と機能

　歯は歯冠部と歯根部に分かれ，歯冠部の外表面をエナメル質が，歯根部の外表面をセメント質が覆っており，歯髄に至る内側を象牙質が占めている．

QOL
Quality of Life の略語で，人がどれだけ自らの望む人間らしい生活を送ることができているかの尺度としての概念である．

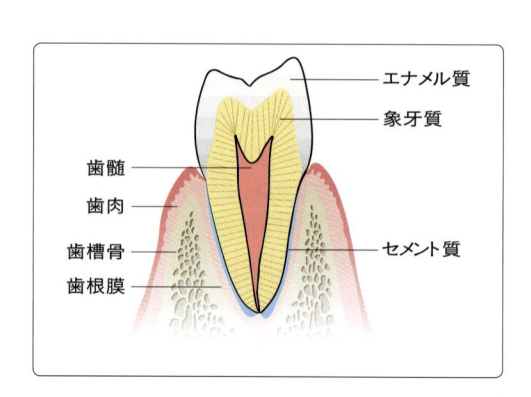

図1-1 歯と周囲組織の構造

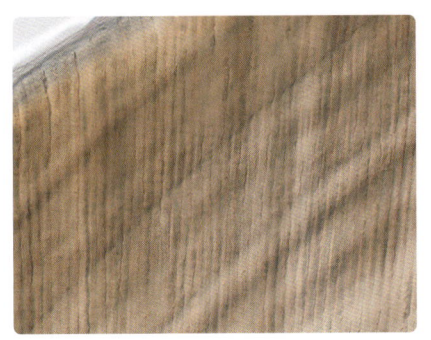

図1-2　エナメル小柱(松本歯科大学口腔解剖学第2講座・中村浩彰先生より提供)

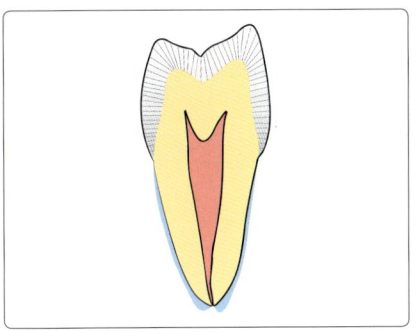

図1-3　エナメル小柱の走行：歯表面に向かって放射状に配列

　エナメル質は，人体の中でもっとも硬い高度に石灰化した組織であり，発生学的にはエナメル器から分化したエナメル芽細胞によって形成される外胚葉性の組織である．基質の約97％が無機質で，残りはわずかな有機質と水分である．無機質のほとんどはリン酸カルシウムで，ヒドロキシアパタイトとよばれる結晶の形で存在する．一方，有機質は象牙質や骨とは異なり，エナメル質タンパクで構成される．

　緻密で硬いうえに，爪などと同様でエナメル質自体にストレスがかかっても痛みを生じることがないことから，食物を切り裂く，噛みつぶすなどを自在に行うことができる．また，耐摩耗性や耐酸性に優れ，歯の耐用数を引き上げる防具としての機能も果たしている．

　エナメル質は象牙質との接点(エナメル-象牙境)から束状の小柱構造(エナメル小柱)(図1-2)が歯表面に向かって放射状に配列している(図1-3)．ガラスのように硬いがもろく，欠けやすい性質を有するエナメル質が，外部からの衝撃による破損を未然に防ぐことができるのは，内側に接する象牙質の柔軟性によるものである．そのため，う蝕などで内側の象牙質が失われる(遊離エナメル質)と，わずかな外力でも簡単に破折を生じる．

　エナメル質・セメント質の内側に位置し，歯の大部分を占める象牙質は，基質の約70％が無機質で，約20％の有機質と約10％の水分からなる．無機質はヒドロキシアパタイトが，また有機質はコラーゲンが主体である．エナメル質よりも硬さは劣るが，強靭でしなやかな弾力性を有する．

　象牙質は，象牙芽細胞により形成され，象牙芽細胞の突起(トームス線維)を内包した細管構造(象牙細管)(図1-4)を特徴とする．歯の萌出時には形成は完了していて咀嚼などで徐々にすり減り，その後の形成添加は行われないエナメル質とは異なり，歯髄に配列した象牙芽細胞により萌出後も連続した形成が行われる．象牙芽細胞には歯髄神経が関与し，外界からの刺激を象牙細管経由で痛みとして感知し，歯髄の防御反応を導くなど，象牙質と歯髄とは密接な関係を有し(図1-5)，象牙質-歯髄複合体といわれる．

ヒドロキシアパタイト
水酸化リン酸カルシウムのことで，脊椎動物の歯や骨を構成する主成分である．

コラーゲン
タンパク質のひとつで真皮，靱帯，腱，骨，軟骨，象牙質，セメント質などを構成する．

象牙質-歯髄複合体
硬組織の象牙質と軟組織の歯髄はともに歯乳頭を発生起源とし，歯髄の象牙芽細胞による象牙質形成や象牙芽細胞突起(トームス線維)による象牙質知覚の伝達などから，両者はひとつのユニットとしてとらえられる．

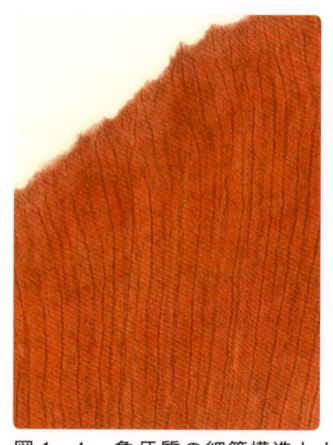

図1-4　象牙質の細管構造とトームス線維

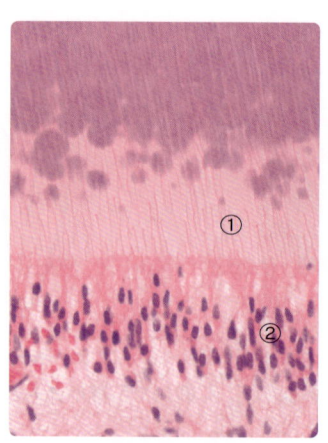

図1-5　象牙質と歯髄：①トームス線維，②象牙芽細胞

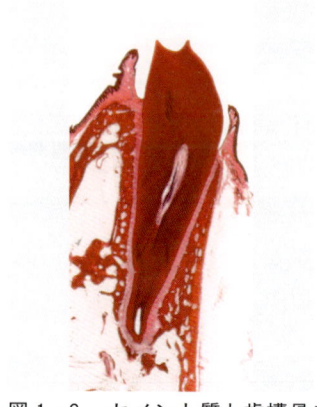

図1-6　セメント質と歯槽骨を連結するシャーピー線維

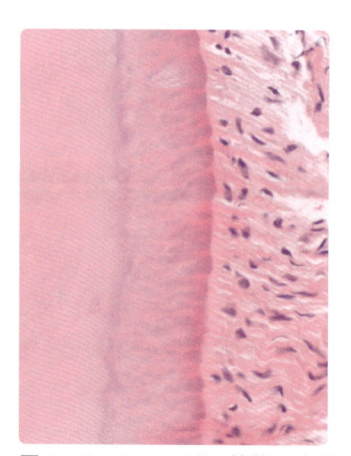

図1-7　シャーピー線維の走行

（図1-4～7：松本歯科大学口腔解剖学第2講座・中村浩彰先生より提供）

トームス線維
象牙細管中に存在する象牙芽細胞の原形質突起で，象牙線維ともよばれる．この生きた細胞突起が象牙質の疼痛や刺激の伝達・防御に関与している．

シャーピー線維
歯根膜の線維芽細胞から形成されたコラーゲン線維で，一端はセメント質に，他端は歯槽骨に埋入している．

　セメント質は，歯根の表層を覆う約65％の無機質，約23％の有機質と約12％の水分からなる薄い硬組織である．無機質はヒドロキシアパタイトが，また有機質はコラーゲンが主体である．顎の歯槽骨とセメント質を歯根膜の線維（シャーピー線維）（図1-6，7）で連結することで，歯を歯槽に固定する役割を果たしている．そのため歯根外表の組織ながら，歯根膜，歯槽骨，歯肉とともに歯周組織を構成する．

2）歯髄の構造と機能

　歯髄は象牙質で囲まれた歯の中心部である歯髄腔を充たしている血管性の結合組織であり，血管や神経，リンパ管が存在する．根尖孔を介して歯周組織から血管，神経，リンパ管が出入りする．発生学的には間葉系に属し，歯髄の外形は歯の外形に対応した形態を有し，歯冠部の歯冠歯髄と歯根部の歯根歯髄とに分けられるが，とくに単根歯ではその境界は不明瞭で

12

ある．

　歯髄表層に配列する象牙芽細胞とその原形質突起であるトームス線維により，象牙質形成，栄養供給，知覚伝達など象牙質と密接な関連を有し（象牙質‐歯髄複合体），さまざまな外来刺激に対して生体防御反応により歯を守る機能を発揮する．歯髄に分布する神経線維は，有髄神経であるAδ線維と無髄神経であるC線維が主体で，刺激に痛覚としてのみ反応する．

3）根尖歯周組織の構造と機能

　歯周組織は歯肉，歯根膜，歯槽骨およびセメント質からなり，歯根を取り囲む結合組織性の支持組織で，歯の可動域を保ちつつ顎骨に固定し，細菌侵入などに対しては強固な抵抗性を有する組織である．歯頸部周囲の歯周組織と根尖部周囲の根尖歯周組織に分けられ，一般に歯周病とよばれるのは歯周病学で扱われる慢性歯周炎であり，歯内治療学の対象となるのは，歯髄が開口する根尖孔周囲の根尖性歯周組織疾患である．

　根尖歯周組織では歯根膜が重要な役割を果たしており，セメント質と歯槽骨の連結による歯の支持，強い外力などのショックを緩衝，痛覚に加えて圧覚・触覚を有し咀嚼運動のコントロールにも関与する．また歯根膜内の細胞は，セメント質や歯槽骨の吸収添加に関与する．

　根尖歯周組織は，細網内皮系に富んでいることから，他の組織・臓器よりも自然治癒傾向に優れるとされており，歯髄組織に比べて，有害刺激作用に対して強い抵抗性を示す．

Aδ線維
歯髄表層の象牙芽細胞層や一部は象牙細管内に自由神経終末を持つ有髄神経で，象牙質に加えられた刺激に鋭痛を発する．

C線維
歯髄深部に自由神経終末を持つ無髄神経で，歯髄に傷害が及ぶと鈍痛を発する．

復習しよう！

1 コラーゲン線維を含まないのはどれか（'98）．
a　セメント質
b　歯　髄
c　象牙質
d　エナメル質

2 露出象牙質に冷水を作用させたときに生じるのはどれか（'03）．
a　冷　覚
b　触　覚
c　痛　覚
d　圧　覚

＜解答＞
1：d
2：c

chapter 2 歯の硬組織疾患の概要と治療法

学習目標
- □先天的・後天的な歯の形成異常を説明できる．
- □歯種による根管の形態と数の違いを説明できる．
- □歯内治療の妨げになる形態異常を説明できる．
- □歯の物理的な損傷を説明できる．
- □う蝕の原因を説明できる．
- □歯の硬組織疾患の検査法を説明できる．
- □象牙質知覚過敏症の診査法を説明できる．
- □象牙質知覚過敏症の治療法を説明できる．

2-1 歯の硬組織疾患の概要

　歯は，中胚葉組織である歯髄，象牙質，セメント質，そして，外胚葉組織であるエナメル質から構成されている．軟組織である歯髄が象牙質に囲まれ，その象牙質の周囲に歯根部でセメント質が，歯冠部ではエナメル質が存在する．

　歯の硬組織の異常には，歯胚の段階で，あるいは，歯の発育過程で何らかの因子の影響を受けて萌出時にすでに認められる先天性の異常と，萌出後に何らかの原因で生じる後天性の異常がある．先天的な硬組織の異常の多くは治療の対象にならないが，硬組織の異常が，萌出後にその歯自体あるいは歯肉に直接的，間接的に障害を引き起こす原因になることがあるので注意しなければならない．また，後天的に生じた歯の硬組織の異常は治療を施さなければならないことが多い．

1）歯の発育・形成異常

＜先天的な歯の形成異常＞

（1）歯の大きさの異常

①巨大歯：正常な歯より極端に大きな歯を巨大歯という．永久歯に発生する．上顎中切歯，側切歯，犬歯，下顎中切歯，あるいは，上下顎第一大臼歯に生じることが多い．また，過剰歯でもみられることがある．癒合歯を巨大歯と誤ることがないように注意しなければならない．審美的な要求があれば，歯内治療が必要になる．

②矮小歯：正常歯より極端に小さな歯を矮小歯という．上顎側切歯では円錐状を呈し，第三大臼歯や過剰歯では蕾状になることが多い．永久歯だけでなく乳歯にも発生し，上下顎乳側切歯に好発する．形状は栓状を呈することが多い．審美的な要求で歯冠修復を行うとき，歯内治療が必要になる（図2-1）．

（2）異常結節

①切歯結節：上顎切歯の舌側に発生するがきわめてまれに下顎にもみられ

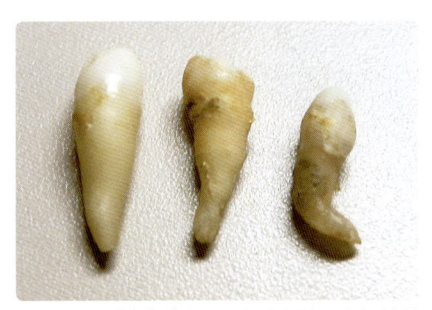

図2-1　矮小歯（大阪歯科大学口腔解剖学講座より提供）

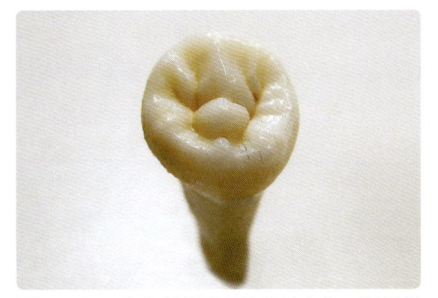

図2-2　中心結節（大阪歯科大学口腔解剖学講座より提供）

る．円錐状あるいは栓状を呈する．基底結節が異常に発達したもので，正常歯の棘突起との区別は困難である．永久歯だけではなく，上顎乳側切歯にも発生する．歯髄腔が内部に拡がっている可能性がある．尖端で舌が損傷するときがある．また，破折した場合には，歯髄腔が存在すれば歯内治療を施す．

②犬歯結節：上顎犬歯の基底結節が異常発達して円錐状あるいは栓状の突起になったものである．永久歯だけではなく乳犬歯にも生じる．ときに結節の内部にまで歯髄腔が拡がっている場合がある．破折した場合には，結節内に歯髄腔が存在すれば歯内治療を施さなければならない．

③中心結節：永久小臼歯に認められる．下顎小臼歯の咬合面中央に多く発現する円錐状または栓状の突起で，下顎第二小臼歯のほうが下顎第一小臼歯より発現頻度が高い．また，上顎第二小臼歯にも発生することがある．結節内に歯髄腔が入り込んでいることが多い．このときには結節が破折すると歯髄炎を生じ，あるいは，歯髄壊疽に至る．一方，咬耗してもその速度が遅いときには第二象牙質が形成されて歯髄処置を必要としないことがある．破折を防止するために辺縁隆線と結節の間をレジンで埋める方法をとる（図2-2）．

④カラベリー結節：過剰結節である．上顎大臼歯および上顎乳臼歯の近心舌側面，とくに近心舌側咬頭に出現する．上顎第二乳臼歯，上顎第一大臼歯に好発する．歯冠と結節がつくる隙間の清掃に注意し，う蝕の発症防止を心がける（図2-3）．

⑤臼旁結節：上顎第二大臼歯，上顎第三大臼歯の近心頬側の隅角寄りに発現する．歯冠表面に現れる突起とは異なって，過剰歯の歯冠が大臼歯歯冠と癒合したものである．歯冠と結節がつくる隙間におけるう蝕の発症を防ぐ（図2-4）．

⑥臼後結節：上下顎第三大臼歯の遠心に発現する．第三大臼歯遠心の過剰歯が歯冠で癒合してできる．歯冠と結節がつくる隙間におけるう蝕の発症を防ぐ（図2-5）．

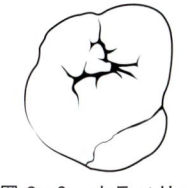

図2-3　カラベリー結節

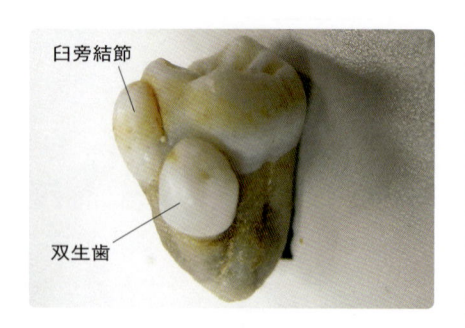

図2-4　臼旁結節と双生歯（大阪歯科大学口腔解剖学講座より提供）

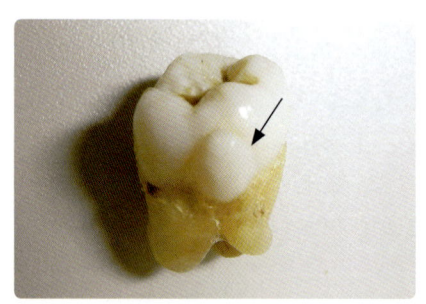

図2-5　臼後結節（大阪歯科大学口腔解剖学講座より提供）

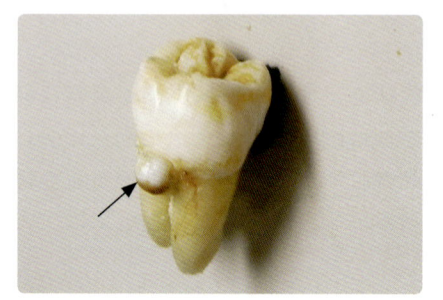

図2-6　エナメル滴（大阪歯科大学口腔解剖学講座より提供）

（3）エナメル滴（エナメル真珠）

　歯頸部あるいはそれより下方の歯根部にみられる1～3mmの球状または帯円球状のエナメル質の塊で，エナメル質のみのもの，中に象牙質の核があるもの，歯髄を含むもの，がある．上顎に発現する頻度は下顎よりはるかに高い．大多数は第三大臼歯に発現し，第二大臼歯にもみられるが第一大臼歯にはほとんど発現しない．第三大臼歯のように歯根が融合する傾向のある歯の歯根間の溝に形成される（図2-6）．

　歯肉縁下，あるいは，根分岐部に形成されるために，歯周疾患に罹患しやすい．また，スケーリングやプロービングを行うときに，歯石と間違えられやすい．

（4）歯内歯

　歯冠部のエナメル質とともに象牙質の一部が歯髄腔内に深く陥入した形態異常で，陥入した歯質の構造は本来とは逆に外側が象牙質，内側がエナメル質になる．エナメル質で囲まれた陥入部には食物残渣が蓄積し，う蝕の罹患率が高い．

　上顎の前歯部，とくに上顎側切歯にもっとも多くみられ，まれに小臼歯，大臼歯，乳前歯にみられる．下顎側切歯，下顎小臼歯，下顎犬歯ではほとんどみられない．

　歯内歯は盲孔形成に異常を生じた結果とも考えられる（図2-7）．陥入

盲孔

上顎切歯，とくに側切歯に存在することがある．基底結節の内側で根尖方向に形成される孔で，両側性であることも多い．う蝕の好発部位になる．盲孔が深い場合は歯内歯として取り扱う．上顎側切歯では30〜40％に盲孔が存在する．

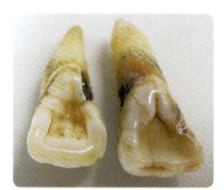

図2-7　上顎中切歯の舌側面．左の歯と比較して右の歯は盲孔の発達が顕著（大阪歯科大学口腔解剖学講座より提供）

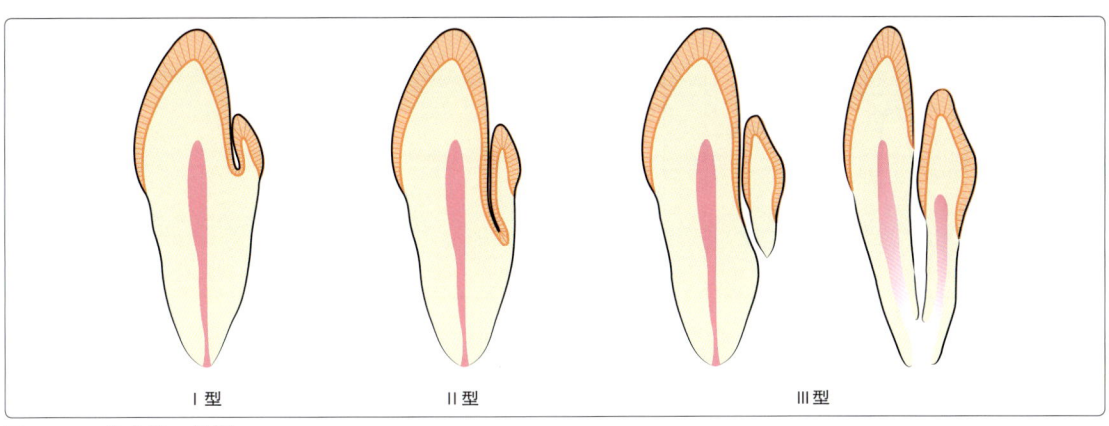

図2-8　歯内歯の分類

部に食渣が入ってう蝕になりやすい．う蝕が拡がって歯髄に到達すると歯内治療が必要になるが，その治療は困難である．

陥入の状態から歯内歯は3型に分類される（図2-8）．

　Ⅰ型：陥入が歯冠部にとどまる．
　Ⅱ型：陥入は深いが，歯周組織（歯根膜）に達していない．
　Ⅲ型：陥入が歯周組織（歯根膜）に達して，貫通している．

(5) 異常歯根
①過剰根：永久歯では大臼歯に多くみられる．
②台状根：根尖まで癒合して管状になっている歯根で，歯根は根尖まで太さが変わらない．上顎大臼歯にみられる．
③癒着歯：隣接する2歯が象牙質形成後にセメント質によって結合したもので，歯髄腔は分離している．接合部に溝があれば，その部の清掃を十分に行ってう蝕に罹患しないように努める（図2-9のa）．
④癒合歯：隣接する2歯が歯胚の時期に結合したもので，歯髄腔は1つである．接合部に溝があれば，その部の清掃に努めてう蝕に罹患しないように注意する（図2-9のb）．
⑤双生歯：正常歯の歯胚と過剰歯の歯胚とが結合しており，歯髄腔は1つである．接合部に溝があれば，その部の清掃を十分に行う（図2-4）．
⑥湾曲歯根：根尖まで歯内治療が困難で，根管充填には銀ポイントやプラスティックポイントを使用する（図2-10）．
⑦根管の異常：正常な根管は1つの根尖孔だけで根尖歯周組織に開口すると考えることが一般的である．しかし，根尖孔のほかの部位で歯根膜空隙に開口する主根管から分かれた細い根管がある（図2-11）．根管処置が行われるときには，「根管系の緊密な封鎖」を確保するために根管充填材の十分な加圧，また，シーラーでの，これら"副根管"の封鎖を考慮する必要がある．
　・根尖分岐：根尖部で扇状に数本に枝分かれした根管

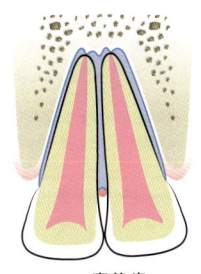

a：癒着歯

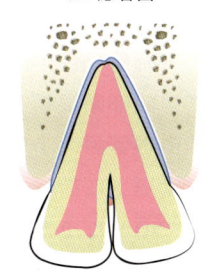

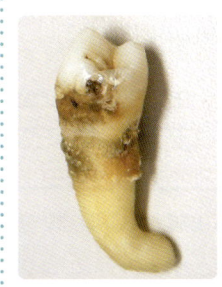

b：癒合歯

図2-9

図2-10　歯根がほぼ直角に湾曲した例（大阪歯科大学口腔解剖学講座より提供）．

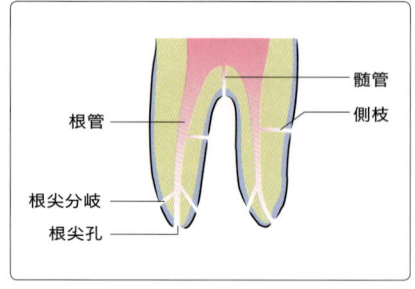

図2-11　根管の形態

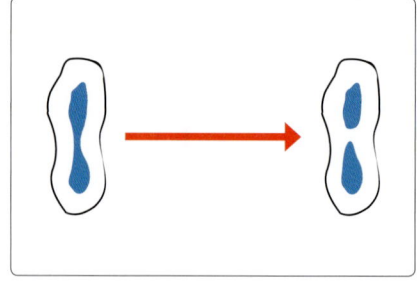

図2-12　板状根

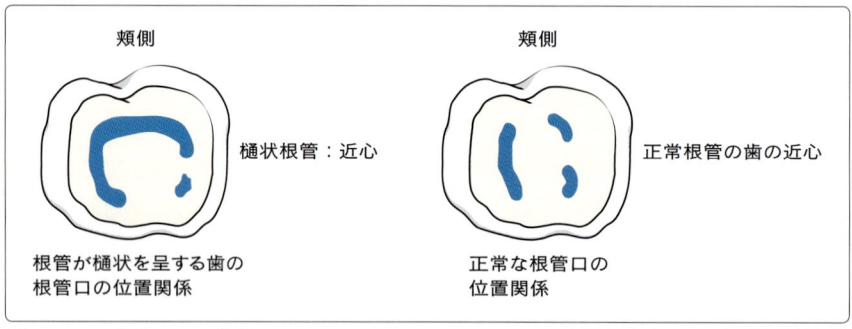

図2-13　樋状(C型)根管

- 根管側枝：歯根の途中で主根管から分かれて歯根膜腔に達する根管
- 髄管（歯髄歯根膜枝）：大臼歯の髄床底に存在し，歯冠歯髄腔から根分岐部歯根膜空隙に通じる細い根管

⑧ 多根管歯：1根に2根管が存在しても正常な歯根がある．しかし，3根管以上になると多根管であり，歯根の異常になる．歯根横断面が帯円形であればその歯根には1つの根管が存在し，歯根の横断面が圧平されて楕円形に近い形状であれば2つの根管を持つことがある．上顎では中切歯，側切歯，犬歯の歯根は1根管で，上顎大臼歯遠心頬側根も1根管であるのが通常である．下顎では犬歯，そして，小臼歯の歯根は通常1根管である（図2-12）．

　一方，扁平な歯根を有する上顎小臼歯の歯根や上顎第一大臼歯近心頬側根は2根管を有することが多く，下顎では中切歯，側切歯，第一大臼歯近心および遠心，そして，第二大臼歯近心の各歯根は2根管であることが多い．上顎大臼歯口蓋根および下顎大臼歯遠心根はその径が大きく，1根管が通常である．

⑨ 樋状（C型）根管：下顎第二大臼歯に多い．近心舌側に独立した根管口が，そして，近心頬側から髄床底の頬側を経て遠心に至る帯状の根管口がみられる．その形がCに似ていることからC型根管，また，雨樋の断面に似ることから樋状根管とよばれる．複数の根尖口を持ち，舌側の根管壁の厚さは薄い（図2-13）．

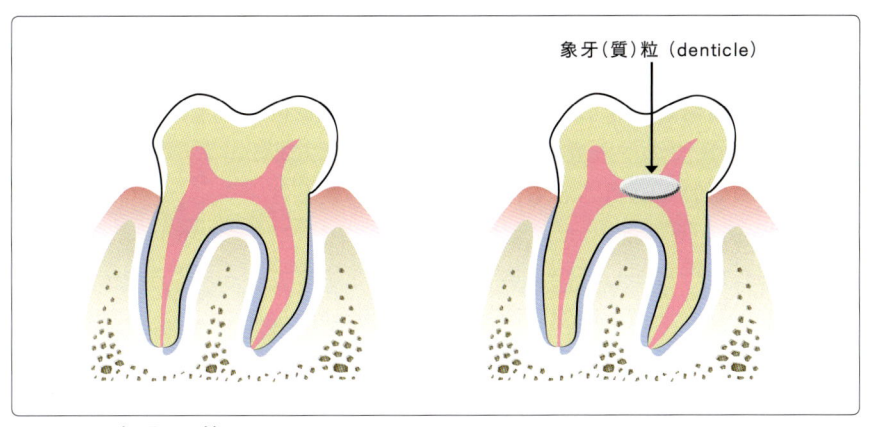

図2-14　象牙(質)粒

<後天的な歯の形成異常>
(1)歯髄腔の異常：象牙(質)粒
　正常な歯髄腔は外観に相似するが，髄室に象牙粒が存在すると歯髄腔の形状が変化する．とくに治療を必要としないが，象牙粒は歯内治療上，重要な意義がある．歯内治療が必要になったときに，象牙粒の存在は髄室開拡を困難にし，さらに，根管口の位置確認を困難にする(図2-14)．
(2)加齢による歯髄腔の狭窄
　高齢者の歯では，血管や神経に沿ってカルシウム塩が沈着して石灰変性を生じ，歯髄腔の容積が減少する．歯冠歯髄より歯根歯髄に多く発生し，エックス線写真で歯髄腔が確認されないことも多い．
(3)外来刺激による歯髄腔の狭窄
　う蝕による歯髄への細菌性刺激のほかに，咬耗，あるいは，摩耗で歯髄に伝わりやすくなった冷・温熱刺激によって歯髄腔壁に第三象牙質が形成され，歯髄腔は狭窄する．
(4)歯の形成不全
　歯の形成期に全身的あるいは局所的な影響を受けると，その歯の形成に障害を生じることがある．原因が加わった時期によって影響される歯の構造は異なり，歯冠が形成される時期には歯冠形態が影響され，エナメル質形成時には形成不全を生じる．
□全身的原因による形成不全
　エナメル質形成の時期にビタミン，また，カルシウムやリンなどの無機質の欠乏，あるいは，内分泌障害を生じると，エナメル質減形成あるいはエナメル質形成不全を起こす．
　エナメル質は構造のほとんどが無機質であるため，石灰化が障害されるだけで形成不全が顕著に現れる．また，エナメル器は歯胚の外側にあって外からの障害の影響をじかに受けるために，象牙質より形成不全を生じや

原生象牙質
歯根の形成が始まり，歯が萌出して歯根が完成するまでに形成された象牙質のこと．

第二象牙質
歯根が完成した後に形成される象牙質のこと．生理的に形成される生理的第二象牙質をいう．これはう蝕，咬耗，摩耗などの欠損があるために種々の刺激が象牙芽細胞に加えられて形成される第三象牙質と区別されることがある．

すい．
① 斑状歯：第二乳臼歯に発育不全でも白斑をみることもあるが，一般的に斑状歯とはエナメル質表面に白濁斑点が認められる永久歯をいう．生後6か月から5歳までの歯の形成期でのフッ化物の過剰摂取が原因である．審美的要求を満たすための処置が選択される．歯内処置が必要とされる場合もある．
② ハッチンソン歯：梅毒に感染した母親から妊娠15週までに胎盤を通じて感染した子供は先天性梅毒になり，上顎中切歯の切縁に半月状の陥凹欠損をみるのが特徴である．歯冠修復によって歯冠形態を正常にする．時には歯内処置を必要とする．
③ フルニエ歯：苺状歯ともいわれる．先天性の梅毒に罹患した子供にはその臼歯咬頭の発育不全がみられる．歯冠修復によって咬合機能を正常にする．歯髄処置を伴うこともある．

□ 局所的原因による形成不全

　永久歯発育期に外傷や炎症によって障害を受けた歯はエナメル質減形成を起こす．
　乳歯の根尖性歯周炎：エナメル質の形成障害を生じた永久歯をいう．原因は乳歯，とくに乳臼歯の根尖性歯周炎である．根尖性歯周炎に近接して後継永久歯の歯胚が存在すると，歯胚が炎症の影響を受けて後継永久歯歯冠にエナメル質減形成を生じる．これをターナー歯という．

2）歯の物理的損傷

　萌出した歯が物理的理由で損傷を受ける原因は，外傷，咬合，悪習慣や悪癖，そして加齢である．

(1) 亀裂

　探針などを隙に入れても分離しない状態を亀裂という．
　エナメル質の亀裂は加齢とともに生じる傾向がある．亀裂の多くは外傷または咬合が原因である．亀裂を認めたときには，亀裂がどこまで達しているかを知る必要がある．亀裂がエナメル質にとどまるか，象牙質に達するか，また，歯髄に達するか，歯根膜に達するかによって処置方針が異なる．

(2) 破折

　探針などを隙に入れると歯質が分離する状態をいう．破折の位置で垂直破折（図2-15），水平破折，斜断破折に区別される．外傷または咬合が原因で生じることが多い．

① 水平破折（図2-16）
- 歯頸部付近あるいは切縁よりの破折：破折歯冠を除去して歯内治療を行い，歯冠を修復する．
- 根中央部での破折：歯冠・歯根を除去し，歯槽窩内に残存する歯根を歯肉縁まで矯正装置を利用して牽引，挙上する．この処置に先立って，

フッ素と斑状歯
自治体でう蝕予防を目的としてフッ素を飲料水に混ぜたところ，フッ素を過剰に摂取することになり，その市で多数の児童に斑状歯が発生したことがある．

梅毒
性行為によって感染する性病のひとつ．病原菌である梅毒トレポネーマは抗菌剤への耐性を獲得していないので早期に治療すれば全快する．罹患患者は減少しているが，過去の疾患とはいえない．

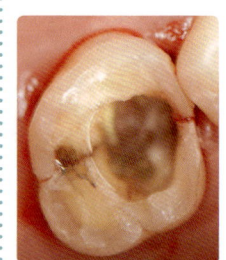

図2-15　上顎第一大臼歯の垂直破折の一例
近心辺縁隆線から髄床底，そして，遠心辺縁隆線まで破折線が認められる．このような破折は欠損が大きいために咬合圧，咀嚼力に耐えられない場合に生じる．処置は抜歯，あるいは，頰側または舌側いずれかの根を抜去し，他方を歯内治療を施して保存することがある．

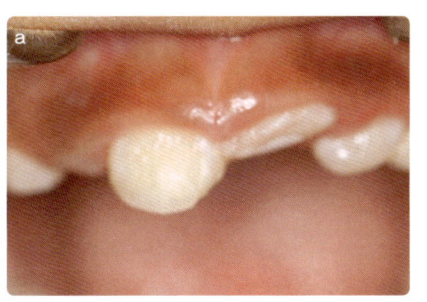

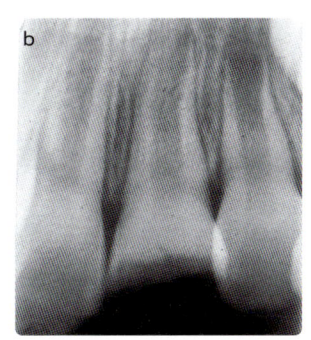

図2-16　a：水平破折の口腔内．b：水平破折のエックス線写真

> **水平破折の処置**
> ①：破折線は歯頸部に近い（歯冠除去→抜髄・根管充填→ポスト形成→歯冠修復）．
> ②：歯根中央部に破折線（歯冠・歯根除去→残存歯根の抜髄・根管充填→残存歯根の牽引→ポスト形成→歯冠修復）．
> ③：根尖に破折線（抜髄・根管充填→根尖部破折根の除去：根尖掻爬→ポスト形成→歯冠修復）．

　歯内治療を行う．
- 根尖付近での破折：歯内治療を施した後，外科的に根尖部の破折歯根を摘出する．

②歯冠の斜断破折（図2-17〜19）
- 露髄がなければ歯冠修復を行う．温熱に対する誘発痛が生じなければ，歯内治療を必要としない．
- 露髄している場合には歯内治療を行い，その後，歯冠を修復する．

③歯冠から歯根に達する斜断破折
- 歯肉縁下付近にとどまる破折：歯冠から歯根に至って歯肉縁下に達するとき，歯冠修復で辺縁を深部に設定せざるを得ない場合がある．破折で露髄し，または，歯髄に近接して破折しているとき，歯内治療を行う．その後に歯冠修復を行い，歯周疾患の継発に留意して口腔清掃を徹底する必要がある．
- 歯根中央付近に至る破折：保存が不可能であることが多い．抜歯しなければならない．

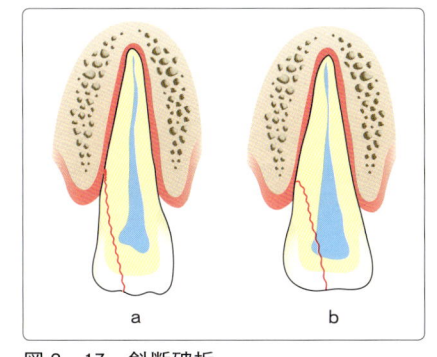

図2-17　斜断破折
a：破折線が歯髄に達していない，b：破折線が歯髄に達し，露髄している．

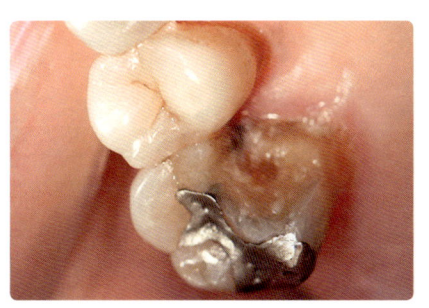

図2-18　上顎第一大臼歯に生じた歯冠の斜断破折の例
舌側咬頭を含む舌側1/2が欠損しており，露髄を認める．抜髄し，歯冠修復を行う．

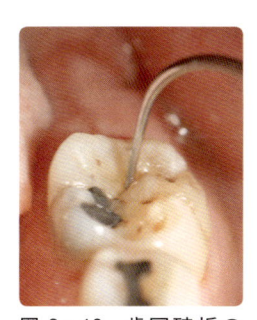

図2-19　歯冠破折の検査
破折線に探針を挿入して診査する．

(3) 脱臼

外傷が原因で生じる．外力によって歯槽窩で歯が歯冠側に移動した状態が"脱臼"で，歯槽窩から脱落すると"完全脱臼"であり，歯が歯槽窩にとどまって挺出あるいは動揺を示す場合は"不完全脱臼"である．

完全脱臼でも不完全脱臼でも，多くの場合に整復・固定をしたあと，歯内治療が必要になる．とくに生活歯髄を有する歯では根尖孔で血管が断裂しているため，歯髄の生活反応を観察して，必要があれば抜髄処置を行わなければならない．

(4) 陥入

外傷が原因である．外力によって歯槽窩に歯が陥入した状態をいう．相対的に歯冠長が短くなって見えるのが特徴である．歯槽窩に陥入した歯を矯正装置を利用して牽引・挙上して整復し，固定する．根尖孔で血管が断裂して歯髄への循環が障害されるため，いずれは歯髄死に至る可能性が大きく，歯内治療を施す必要がある．

(5) 咬耗

歯の過高やストレスがあると歯ぎしりや喰いしばりを生じ，また，咀嚼力が強いとき，これらが原因になって咬頭あるいは切縁が磨り減る．エナメル質が磨り減って露出した象牙質には光沢がみられ，損耗が著しいときには露髄を生じる．歯冠修復を行うが，歯髄処置を必要とすることがある．咬耗の進行が第二象牙質形成より速いと露髄を生じる（図2-20）．

(6) 摩耗

歯ブラシの不正な使用は主に臼歯部の歯頸部に楔状に欠損を生じさせる．また，部分床義歯のクラスプが不適合であると，義歯の脱着の際に歯冠象牙質の摩耗を生じさせる．釘をくわえる大工職や吹奏楽器奏者には職業性に特徴のある歯の損耗を生じる．パイプの使用や爪を咬む癖は習慣性に歯の損耗を生じさせることがある．摩耗が第二象牙質形成の速度を上回ると露髄を生じる（図2-21）．

脱臼した歯の保管
完全脱臼した歯は感染と乾燥を避けることが大切である．手近な保存液として牛乳が推奨される．専用の保存液としてティースキーパー（下図）がある．

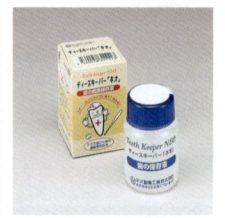

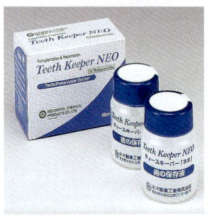

ティースキーパー
上：一般用
下：歯科医院用

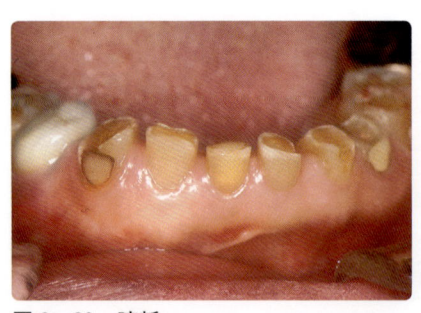

図2-20 咬耗
咬合圧，咀嚼力が強いために咬耗が顕著で，下顎前歯切端および臼歯咬頭が欠損している．

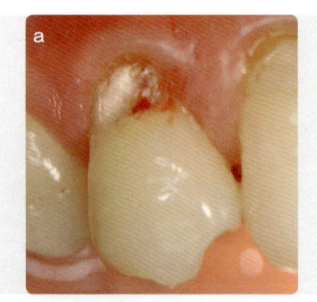

図2-21 摩耗
a：上顎左側犬歯歯頸部に生じた摩耗．レジン修復が施されていたが冷刺激による誘発痛のためにレジンを除去した．露髄しており，出血を認める．b：上顎犬歯（抜去歯）で近遠心的に見た摩耗（楔形欠損）（大阪歯科大学口腔解剖学講座より提供）．

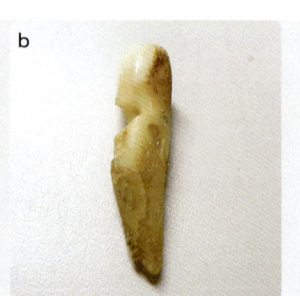

3）歯の化学的損傷

酸蝕（侵蝕）症：酸によって歯のエナメル質さらに象牙質が脱灰された実質欠損をいう．かつて，労働衛生環境が整っていない時期に，作業場内で蒸発した酸を吸い込んで歯が脱灰されることがあったが，近年では作業環境の改善は目をみはるほどで，酸蝕症を生じることはほとんどない．

4）う蝕
（1）う蝕の原因

食渣から細菌によって産生される酸で歯の硬組織が脱灰されてう蝕症になる．しかし，原因はそれだけではなく，いくつかの原因が重複してう蝕を発症させる．カルシウムやリンの含有量，また，アパタイト結晶化度などの歯の性状によってう蝕の発症が左右される（図2-22）．

①唾液の性状

pH，粘性，分泌量などはう蝕の発症に重要な役割を担っている．唾液のpHが低ければ，歯垢内で細菌が産生する酸が希釈される可能性や，pHが上昇する可能性も小さくなり，硬組織の脱灰を助けることになる．

②摂取する食物の性状

食物の性状はう蝕の発症と大きくかかわっている．糖を含む食物はその糖が酸に変化して歯の硬組織を脱灰する．また，粘着性のある食物は歯面に付着しやすく，食渣は歯垢になり，また，細菌増殖の温床になる．

③口腔清掃

歯の脱灰を起こす原因になる酸の産生原をなくすために，摂取した食物を除去することはとても重要である．食事を摂った直後のブラッシングはう蝕予防に効果的であり，食事の直後に単に水で口をゆすぐだけでも食渣の除去に対する効果は大きい．隣接面に発生したう蝕の存在に，歯髄疾患が発症するまで気づかないことが多い．下部鼓形空隙は歯垢が沈着する不潔域であり，その清掃にはとくに注意する必要がある．

④歯列不正

歯が重なっているとブラシが届きにくい清掃困難な箇所ができ，う蝕が発生する．う蝕予防のためにブラシはもとよりデンタルフロスを用いる口腔清掃指導を行う必要がある．

⑤歯の形態

溝や孔などはう蝕の好発部位である．正常な形態であっても臼歯咬合面には小窩・裂溝が存在してう蝕が初発し，大臼歯の頬側面溝にもう蝕を生じる．また，上顎前歯の基底結節に存在する盲孔は食渣や歯垢が蓄積しやすく，う蝕が好発する．一方，上顎切歯の唇面，臼歯の頬側および舌側面，あるいは，辺縁隆線にう蝕が初発することはほとんどない．上顎切歯唇面，臼歯頬側および舌側面は滑らかで，常に頬粘膜や舌が触れており，舌や頬粘膜による自浄作用で歯面に歯垢が沈着しないからである．しかし，近遠

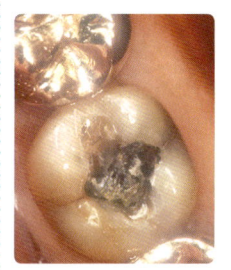

図2-22 充填材が脱離した下顎第一大臼歯の咬合面からみた窩洞．二次う蝕が認められるが窩底に硬い象牙質が存在していた．う蝕象牙質を除去して間接覆髄を行って保存処置を行う．

口腔清掃
年齢に合わせてデンタルフロス，歯間ブラシそして歯ブラシを使用する．

歯列不正
歯の叢生はう蝕の原因になる．

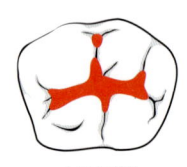

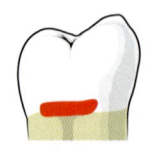

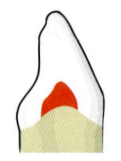

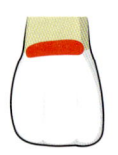

|小窩裂溝
頰側面溝|歯冠頰側面
歯頸側1/3|隣接面の接触点下
の鼓形空隙|歯冠唇側面
歯頸側1/3|

図2-23 う蝕の好発部位

心隅角から隣接面には舌や粘膜が触れず，歯垢が沈着してう蝕が発生しやすい．

(2) 好発部位

舌や頬粘膜による歯面の自浄作用が及びにくく，歯垢沈着を生じやすい領域を不潔域という．う蝕が好発する不潔域は，小窩裂溝，隣接面の接触点下の鼓形空隙に面する部位，そして，歯冠唇頰側面歯頸側1/3である．また，露出セメント質も容易にう蝕に陥る（図2-23）．

2-2 象牙質知覚過敏症の概要

象牙質知覚過敏症とは，エナメル質やセメント質の欠損で象牙質が露出し，歯髄の知覚が亢進しているとき，刺激や擦過で一過性の疼痛を生じるものである．象牙質の露出がなくても，心的，あるいは，身体的過労による知覚神経の異常亢進で知覚が過敏になり，象牙質知覚過敏症と診断することがある．

口腔内に象牙質が露出する原因は，①辺縁性歯周炎による歯頸部象牙質露出，②摩耗症，咬耗症による当該部の象牙質露出，③窩洞形成による象牙質露出，④心的，あるいは，身体的過労による知覚神経の異常亢進，である．

エナメル質とセメント質の境界であるエナメル-セメント質境は臨床的歯頸部とほぼ一致するが，年齢とともに歯肉が退縮して歯根表面すなわちセメント質の一部が露出するようになる．正常では歯肉縁下にあって歯肉に保護されているセメント質は，口腔内に露出すると容易に損耗し，象牙質の露出を招く．

1）象牙質知覚過敏症の診査

象牙質知覚過敏症では冷刺激に対する鋭痛，また，ブラッシング時の擦過痛が主訴であることが多い．いくつかの診査を実施して象牙質知覚過敏症の診断をする．

(1) 問診

冷水痛，冷風による鋭痛，歯ブラシの接触痛を訴える．しかし，痛みは

一過性で自発痛を訴えることはない．

(2)視診

視診では，実質欠損の有無，修復物の有無に注目する．

①実質欠損がないとき

歯肉が退縮して歯頸部が露出していることが多い．

②実質欠損があるとき
- 頰側歯頸部が摩耗して象牙質が露出：不適切なブラッシングによってできた楔状欠損(摩耗)が代表的な所見である．
- エナメル質の破折：エナメル質が破折して直下の象牙質が露出している．

③メタルインレーによる修復があるとき

う蝕象牙質が除去され，健康象牙質が切削されて窩洞形成がなされている．この窩洞の裏層や間接覆髄が不十分であると，メタルインレーによる修復では熱の良導体である金属を介して象牙質に冷刺激が伝えられ，一過性に鋭痛を生じる．

(3)触診

歯の歯頸部あるいは欠損部を探針で擦過すると，知覚過敏があれば一過性に鋭痛を生じる．

(4)温度診

冷水(20〜22℃)に対して一過性の鋭痛を生じる．

(5)インピーダンス測定検査

知覚過敏を生じている歯では，象牙質が露出しているため，その電気抵抗値は15〜50kΩである．一方，象牙質の露出がない非過敏帯では電気抵抗値は600kΩ以上である．

2) 象牙質知覚過敏症の診断のための簡便な検査法

つぎの3方法，すなわち，①探針で擦過する，② 20〜22℃の水を滴下する，そして，③エアシリンジで空気を吹き付ける，が有効である．これらの方法で歯を刺激して一過性に鋭痛を生じると，その歯は"象牙質知覚過敏症"と判断できる．

3) 窩洞形成(象牙質切削)による歯髄の変化

象牙質切削に伴う発熱や振動によって組織学的には，①象牙芽細胞層の変化，②象牙芽細胞核の象牙細管内への吸引，③歯髄内毛細血管の充血，④炎症性細胞(リンパ球，多形核白血球)浸潤などを生じることがある．窩洞形成での象牙質切削後には，歯髄鎮静と歯髄保護処置を行うことが望ましい．

4) 象牙質の知覚

『象牙質内神経系が痛みの伝達に関与』するとの"神経伝達説"が発表さ

インピーダンス測定検査
⇒ p.39参照

れたが，現在は否定する考えが支持されている．また，"象牙芽細胞説"での象牙芽細胞の関与については微小電流での刺激による象牙芽細胞の反応が証明されなかったため，この説も否定されている．現在は"動水力学説"が受け入れられている．

2-3 歯の硬組織疾患の検査法

異常形態の歯は不潔になりやすい形状を持っているため，う蝕に罹患しないように注意しなければならない．う蝕や破折を生じた歯には，その程度や部位によって，保存修復処置，歯髄保存療法，あるいは，歯髄除去処置を適切に選択して対応する．処置方針を決定するためには，既往歴をおろそかにしてはいけないが，正確な現症の把握はきわめて重要である．ひとつの診査・診断法だけでなく，いくつかの診査・診断法を併せて行い，正しい診断を下して適切な処置を施す必要がある．

1）検査用の器械・器具

デンタルミラー，探針，ピンセット，冷エアゾール（成分：ジメチルメタンとブタン），電気歯髄診断器，エックス線撮影装置，インピーダンス測定装置（カリエスメーター）など．

2）検査法

（1）視診

直視で，あるいは，デンタルミラーを用いて歯および歯肉粘膜の状態を観察する．う蝕，破折，咬耗，摩耗などの実質欠損の有無，歯頸部歯肉退縮の有無と程度を確認する．

① 歯の変色，透明度…歯髄壊死・壊疽，内部吸収
② 実質欠損……………う蝕，破折，咬耗，摩耗
③ 修復物………………大きさ，種類，適合度
④ う蝕の有無…………大きさ，急性う蝕あるいは慢性う蝕，露髄の有無
⑤ 露髄の有無…………出血点

（2）触診

手指で行うこともあるが，主に探針が用いられる．探針で歯面を擦過して疼痛の有無を判定する．また，窩洞の深さや，う窩の象牙質の硬軟を触知する．この診査で，う蝕象牙質の量および窩洞内の象牙質の硬軟，露髄の有無，破折線の確認，咬耗および摩耗の程度と知覚の有無を調べる．触診で象牙質知覚過敏症が確認できる．

① 擦過痛…探針を用いる．
② 露髄……探針を用いる．
③ 修復物…探針で適合度を診査

動水力学説
『象牙細管内容液の移動によって，象牙芽細胞層に至る細管内の自由神経終末が刺激され，痛みを知覚する』と考える説

冷エアゾール
⇒ p.38参照

視診
⇒ p.36参照

触診
⇒ p.37参照

chapter 2　歯の硬組織疾患の概要と治療法

(3) 打診
　ピンセットあるいはデンタルミラーの柄の後端で歯を軽く叩いて違和感あるいは疼痛の有無を調べる．打診に反応する硬組織疾患はほとんどない．打診に反応するのはその歯が破折しているときである．

(4) 動揺度検査
　前歯はピンセットで歯冠をはさんで唇舌方向に，臼歯はピンセット先端を小窩に固定して頬舌方向に負荷をかけて，歯の動きの有無を調べる．通常，歯の動揺をきたす硬組織疾患はない．しかし，歯肉縁下で歯根破折を生じていると歯根長が短くなっているために，その歯は動揺する．歯根に破折があると，破折部分が支点になるので，歯頸部付近に手指を添えると歯根の動きを感じることがある．

(5) 温度診
　歯髄の生死の判定に有効な手段である．冷刺激は20～22℃の水あるいは冷エアゾールを使用する．温刺激は過熱したストッピングを使用することが多い．
　いずれの診査も，歯肉に冷・温刺激が加わらないようにするため，咬合面，または頬・舌側の歯頸2/3に当てて判定する．

(6) 化学診
　現在はほとんど行われていない．化学的刺激によって歯髄反応を検査して歯髄の生死を診断する．10％酢酸，50％アルコール，10％ショ糖液などが使用される．

(7) 透照診
　隣接面う蝕の発見に有効で，強い光を歯の裏側に当てて診査する．う蝕部は暗く見える．エナメル質亀裂や破折が発見できることもある．

(8) 歯髄電気診(EPT)(図2-24, 25)
　咬合面または頬側の歯頸2/3に導子(不関電極)を当てて高周波電流を流し，歯髄の生死を判断する．

(9) エックス線検査(図2-26, 27)
　歯根の湾曲，歯髄腔の形態，う蝕の部位と大きさを観察する．また，唇・

打診
⇒ p.37参照

動揺度検査
⇒ p.39参照

温度診
⇒ p.37参照

透照診
⇒ p.36参照

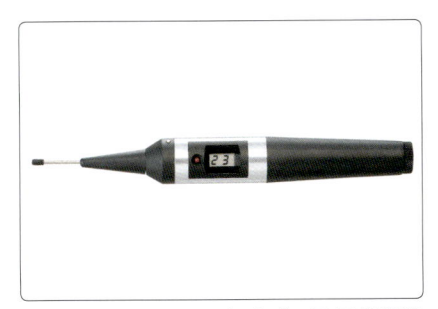

図2-24　ハンディタイプの電気歯髄診断器

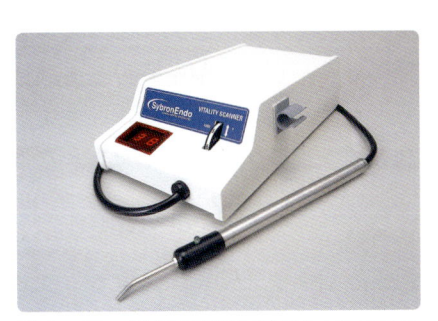

図2-25　電気歯髄診断器(パルプテスター)

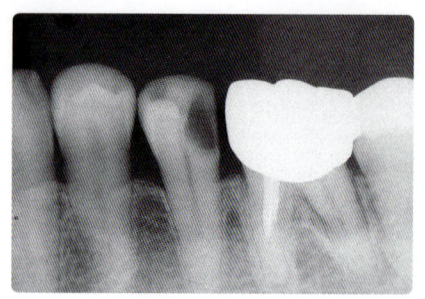

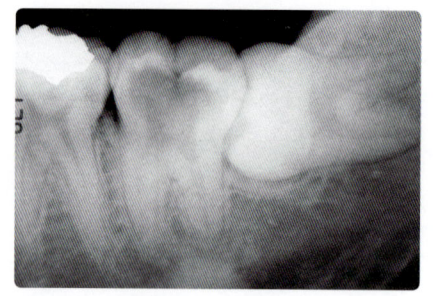

図2-26　隣接面う蝕　　　　　　図2-27　小窩からのう蝕

頰舌的方向の破折が発見できることがある．
(10) インピーダンス (電気抵抗値) 測定検査
　エナメル質および象牙質と口腔粘膜間の電気抵抗値を利用して，う蝕の有無を診査する．600kΩ以上の値が得られればう蝕は存在せず，250kΩ以下の値を得ると象牙質う蝕が存在する．
(11) 楔応力検査
　垂直的な歯冠の破折が疑われるときの検査法である．その歯に鋼球あるいは割り箸を当てて咬ませ，疼痛の有無，歯質の解離から診断する．
(12) 染色検査
　ヨードチンキを疑わしい歯の部位に塗布し，余分をアルコールで拭去する．亀裂あるいは破折が存在すると，亀裂線または破折線に浸み込んだヨードチンキの色が認められる．ヨードチンキ以外にはう蝕検知液も用いられる．

2-4　歯の硬組織疾患の治療法

1) う蝕の治療法

(1) エナメル質にとどまるう蝕
　う蝕に陥った歯質を除去して，レジンあるいはインレーによる充填処置を施す．
(2) 象牙質に達するう蝕
　う蝕象牙質および軟化象牙質を完全に除去する．象牙質の深部まで達するときには，窩底に水酸化カルシウム製剤を貼付して間接覆髄で歯髄への刺激の伝達を遮断するとともに，第二象牙質形成促進を図る．覆髄剤の上に裏層を行った後に窩洞を形成してレジンやインレーなどで修復処置を施す．
(3) 歯髄近くまで達するう蝕
　う蝕象牙質および感染性の軟化象牙質を除去する．う蝕検知液に染色されない一層の非感染性の健全な象牙質が歯髄を被覆しているときは，そのまま間接覆髄を行うことで，第二象牙質の形成が期待できる (間接覆髄法)．

インピーダンス測定検査
⇒p.39参照

間接覆髄法
⇒p.50参照

歯髄上の軟化象牙質がう蝕検知液に染色されなければ，その軟化象牙質を除去して露髄させる危険性を冒さず，軟化象牙質を残したまま水酸化カルシウムペーストを貼付して軟化象牙質の再石灰化を図る（暫間的間接覆髄法：IPC 法）．この方法では軟化象牙質の再石灰化，さらに，第二象牙質の形成が期待される．そのために長い期間が必要であり，その間は咬合圧に耐えうるセメントで窩洞を仮封する．3～4 か月後に，エックス線撮影して窩底の硬組織形成を確認したうえで仮封材を除去し，エキスカベーターなどで取り残した感染軟化象牙質の除去を行う．歯髄の生活反応を検査した後に，間接覆髄と永久的な歯冠修復処置を施す．

暫間的間接覆髄法
⇒ p.51 参照

2）象牙質知覚過敏症の治療法

（1）予防的処置

象牙質知覚過敏症は，不適切なブラッシングによる歯肉退縮と歯頸部歯質の摩耗，そして，歯垢沈着による慢性歯周炎に伴う歯肉退縮を原因とすることが多い．適切なブラッシング法で口腔内を清潔に保つことによって予防できる．

（2）非侵襲的処置

①薬剤塗布

- フッ化ナトリウム：5％フッ化ナトリウム（F バニッシュ®）ペーストを歯面に塗布してフッ化カルシウムを生成し，象牙細管に沈着させて石灰化を促進する．
- シュウ酸カリウム：象牙細管開口部に沈着して知覚過敏を抑制する．シュウ酸とメタクリル酸メチル -p- スチレンスルホン酸共重合体の合剤（MS コート®）は象牙質表面にポリマー粒子皮膜をつくり，象牙細管はシュウ酸カリウムの沈着によって封鎖される．
- フッ化ジアンミン銀：38％溶液（サホライド®）が用いられる．リン酸銀とフッ化カルシウムが歯面に沈着し，歯細管が閉鎖される．歯質を黒変する欠点がある．
- グルタールアルデヒド製剤：グルタールアルデヒドの作用で歯細管内のタンパク質が凝固され，歯細管内容液の移動が阻まれて疼痛の発現が抑制される．

②イオン導入法

微弱な電流によって金属イオンを象牙細管に送り込むことで細管を閉鎖する．

- 2％フッ化ナトリウム液（陰通電：0.2mA，5 分間）
- 8％塩化亜鉛溶液（陽通電：0.7mA，7 分間）

③レーザー照射

歯細管内の血漿タンパク質を凝固・沈着させて内容液の移動を阻止，疼痛発現を防ぐ．著しい効果はないと考えられている．

④ボンディング材塗布

　物理的に歯細管開口部を封鎖する．

（3）侵襲的処置

　非侵襲的処置で効果が得られないとき，歯質を切削，窩洞を形成して充填処置を行うことになる．

①充填処置

　知覚過敏を生じている部位に窩洞を形成し，コンポジットレジンやグラスアイオノマーセメントなどを充填して冷刺激の伝導を遮断する方法である．

②抜髄処置

　非侵襲処置，そして，充填処置でも過敏症状が改善されない場合，その症状が日常生活に支障があり，耐え難い苦痛であれば，抜髄処置を選択しなければならない．

復習しよう！

1　樋状根管が最も多くみられるのはどれか．
a　上顎犬歯
b　下顎第二小臼歯
c　上顎第一大臼歯
d　下顎第二大臼歯

2　癒着歯で正しいのはどれか．2つ選べ．
a　歯胚形成時に結合
b　正常な2歯が結合
c　歯髄腔は1つ
d　セメント質で結合

3　歯冠歯髄腔が狭窄する理由で正しいのはどれか．2つ選べ．
a　う蝕
b　象牙粒
c　歯列不正
d　象牙質知覚過敏症

4　斑状歯の原因はどれか．
a　リン欠乏
b　カルシウム欠乏
c　フッ素の過剰摂取
d　形成期の熱性疾患

5　歯の亀裂の原因はどれか．2つ選べ．
a　加齢
b　う蝕
c　外傷
d　咬合

6　破折歯の診査法はどれか．2つ選べ．
a　打診
b　動揺度検査
c　楔応力検査
d　歯髄電気診

7　インピーダンスを応用して測定するのはどれか．2つ選べ．
a　露髄
b　根管数
c　根管長
d　歯髄反応

8　歯の不潔域で誤っているのはどれか．
a　裂溝
b　下部鼓形空隙
c　頰側歯頸側1/3部
d　唇側歯頸側1/3部

9　象牙質知覚過敏症の症状で正しいのはどれか．2つ選べ．
a　自発痛
b　擦過痛
c　冷水痛
d　咀嚼痛

＜解答＞
1：d
2：b, d
3：a, b
4：c
5：c, d
6：b, c
7：a, c
8：c
9：b, c

chapter 3 歯髄疾患の概要と治療法

学習目標

☐ 歯髄疾患の原因と分類，臨床症状について説明できる．
☐ 歯髄疾患に使用する検査法を列挙でき，各検査法について説明できる．
☐ バリアーテクニックの概念とラバーダム防湿法について説明できる．
☐ 滅菌法と消毒法の違いを理解し，それらの適応について説明できる．
☐ 歯髄の除痛法について説明できる．
☐ 仮封法について説明できる．
☐ 歯髄疾患の治療法について説明できる．
☐ 歯髄保存療法と除去療法が分類でき，概略について説明できる．

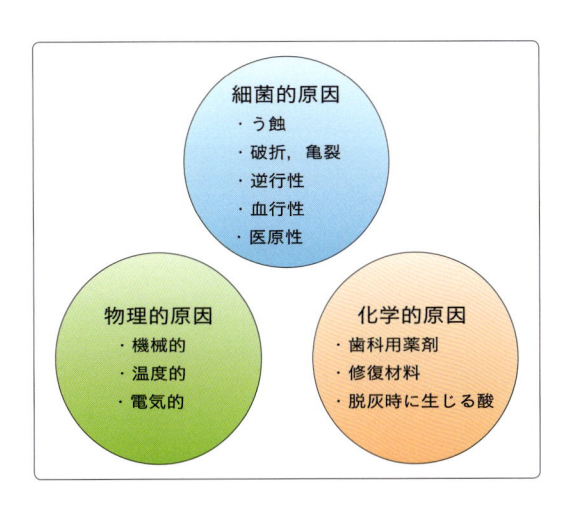

3-1 歯髄疾患の概要

1）歯髄疾患の原因と経過

（1）歯髄疾患の原因（図3-1）

＜細菌的原因＞

- う蝕：う蝕が歯髄に進行すると歯髄炎を発症する．
- 破折・亀裂：その程度が歯髄に到達すると歯髄が感染する．
- 逆行性：深い歯周ポケットを有する場合，根尖孔や側枝を介して歯髄に感染する．
- 血行性：まれではあるが，血行性に歯髄に感染する．
- 医原性：軟化象牙質除去時の不注意な露髄，印象採得時の加圧による象牙細管への細菌侵入など．

＜物理的原因＞

- 機械的：外傷，咬耗，摩耗，歯の亀裂など．
- 温度的：窩洞形成や支台歯形成時の発熱，修復物研磨時の発熱など．
- 電気的：異種金属の接触によって生じるガルバニー電流など．

図3-1 歯髄疾患の原因

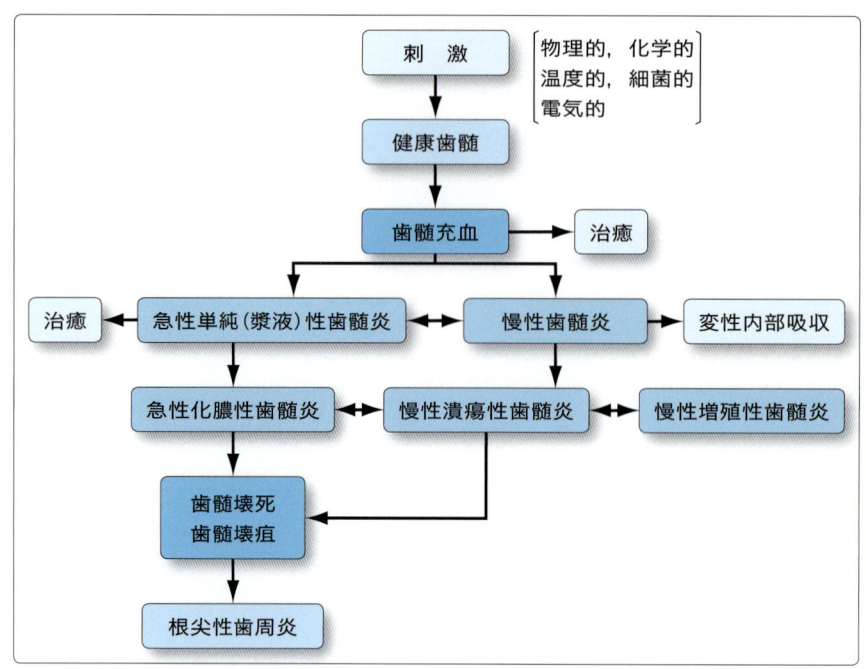

図 3-2 歯髄疾患の経過（赤峰昭文，吉嶺嘉人 著／戸田忠夫ほか編：歯内治療学 第 3 版. 医歯薬出版，東京，2007，p.89 より引用改変）

＜化学的原因＞
- 歯科用薬剤：歯髄除活(失活)剤など．
- 修復材料：即時重合レジン中の未反応モノマー，エッチング時のリン酸など．
- 脱灰時に生じる酸

（2）歯髄疾患の経過

歯髄疾患の経過を図 3-2 に示す．

2) 歯髄疾患の分類と臨床症状

（1）歯髄疾患の分類
- 歯髄充血
- 急性歯髄炎
    急性一部性単純(漿液)性歯髄炎
    急性全部性単純(漿液)性歯髄炎
    急性一部性化膿性歯髄炎
    急性全部性化膿性歯髄炎
- 慢性歯髄炎
    慢性潰瘍性歯髄炎
    慢性増殖性歯髄炎
- 歯髄壊死・壊疽

モノマー
重合によりポリマーを形成する単量体．すなわち，モノマーが多数結合するとポリマーとなる．

エッチング
コンポジットレジン充填前に行う酸処理のこと．通常はリン酸を使用する．酸処理によってエナメル質を脱灰する．

- 歯髄の退行性変化，内部吸収
- その他の歯髄炎
  - 壊疽性歯髄炎
  - 上行性歯髄炎
  - 特発性歯髄炎

（2）歯髄疾患の臨床症状

①歯髄充血

〈自覚症状〉
- 自発痛はなく，誘発痛のみ（数秒〜1分未満）
- 冷・酸・甘いものや，ブラッシングなどにより，一過性の疼痛

〈他覚症状〉
- う窩は浅い．
- 冷刺激や擦過刺激で疼痛

②急性一部性単純（漿液）性歯髄炎

〈自覚症状〉
- 自発痛は牽引性，間歇的（1時間以内）
- 誘発痛は歯髄充血よりも長い（1分以上）．

〈他覚症状〉
- 深在性のう窩
- 非感染性の歯髄疾患のため露髄はしていない．
- 冷刺激でより強い痛みを生じる．
- 歯髄電気診で閾値低下

③急性全部性単純（漿液）性歯髄炎

〈自覚症状〉
- 自発痛は強く，牽引性・放散性で，持続時間は数時間から1日に及ぶ．
- 冷刺激で痛みを訴える．
- 咬合痛を伴う．

〈他覚症状〉
- 深在性のう窩
- 非感染性の歯髄疾患のため露髄はしていない．
- 冷刺激でより強い痛みを生じる．
- 歯髄電気診で閾値低下
- 打診痛を認める．

④急性一部性化膿性歯髄炎

〈自覚症状〉
- 自発痛は拍動性・放散性
- 温熱痛
- 夜間痛

自発痛
咀嚼や冷温，甘酸味などの外来刺激がなくても痛みが生じること．

誘発痛
物理的・化学的な外来刺激が原因となって，痛みを引き起こすこと．

一過性
刺激を受けると痛みが出現するが，刺激が除去されると比較的早期に痛みが消失すること．

牽引性
漢字の意味のとおり，引っ張られるような痛み．わかりやすい事例で表わすと，かき氷を食べた後に頭にツーンとくる痛み．

間歇的
痛みが出現したり，消失したりすること．それが繰返し生じる．

閾値
生体の感覚に興奮を生じさせるために必要な刺激の最小値．すなわち，閾値が低いということは，敏感に反応することを意味し，閾値が高いということは，鈍感な状態であるといえる．

放散性
痛みが原因部にとどまらず，周辺あるいは遠隔部まで及ぶこと．

拍動性
脈を打つようなズキンズキンとした痛み．

〈他覚症状〉
- 深在性のう窩
- 感染性の歯髄疾患のため仮性露髄している．
- 冷刺激よりも温熱刺激に強い痛みを生じる．
- 歯髄電気診で閾値上昇

⑤急性全部性化膿性歯髄炎

〈自覚症状〉
- 自発痛は持続性・拍動性・放散性
- 温熱痛
- 夜間痛
- 咬合痛

〈他覚症状〉
- 深在性のう窩
- 感染性の歯髄疾患のため仮性露髄している．
- 温熱刺激に強い痛みを生じ，持続的な冷却で痛みは緩解する．
- 歯髄電気診で閾値上昇
- 打診痛を認める．

⑥慢性潰瘍性歯髄炎

〈自覚症状〉
- 自覚症状はないが，食片圧入により痛みが生じる．

〈他覚症状〉
- 深在性のう窩で露髄している．
- 探針で触れると出血し，痛みが生じる．
- 歯髄電気診や温度診での閾値は上昇

⑦慢性増殖性歯髄炎

〈自覚症状〉
- 自覚症状はない

〈他覚症状〉
- 視診で歯髄息肉を認める(露髄している)．
- 若年者，小児に多い．
- 探針で触れると出血するが痛みはない．
- 歯髄電気診や温度診での閾値は上昇

⑧歯髄壊死・壊疽

歯髄壊死：細菌感染を伴わない歯髄の死
歯髄壊疽：壊死に陥った歯髄に腐敗菌が感染した状態(腐敗臭を有する)

〈自覚症状〉
- 自覚症状はない．

〈他覚症状〉
- 打診に反応することがある．

仮性露髄
完全な露髄ではなく，菲薄な象牙質の一層を介して間接的に露髄状態を呈している場合で，歯髄の一部を軟化象牙質が覆っている状態．不顕性露髄ともいう．

持続性
一時的でなく，継続的に続く痛み．

- 歯髄電気診や温度診は反応しない．
- 変色を認める．
- 歯髄壊疽では悪臭を認める．

⑨歯髄の退行性変化，内部吸収

　歯髄の退行性変化：歯髄は増齢に伴い，種々の生理的な変化を認め，石灰変性，萎縮変性，線維変性，空胞変性，脂肪変性が生じる．

〈内部吸収〉
- 歯髄腔や根管内の象牙質に起こる歯質の吸収
- 吸収が大きくなると，根管壁に穿孔を起こす．
- 原因は不明（外傷や歯髄炎に起因か？）
- エックス線写真所見では透過像として現れる．
- 歯冠部に生じればピンクスポットとなる．
- 治療法は抜髄

⑩壊疽性歯髄炎

　化膿性歯髄炎に腐敗菌が関与して生じるため，急性全部性化膿性歯髄炎様の痛みであり，強い腐敗臭を有する．

⑪上行性歯髄炎

　慢性歯周炎や隣在歯の根尖病巣から，根尖孔を経由して感染するため，深い歯周ポケットや隣在歯に根尖病巣が存在することが多い．無症状に経過するが，急性全部性化膿性歯髄炎様の痛みを呈することもある．

⑫特発性歯髄炎

　とくに異常を認めない歯が急性歯髄炎の症状を呈するもので，原因は不明だが，歯髄腔内に象牙粒などを認める場合，まれになんらかの形で歯髄が圧迫（運動時や入浴時など）されると激痛が生じると考えられている．

3）歯髄疾患の検査法

（1）歯髄疾患に使用する検査法の種類
- 問診
- 視診
- 透照診
- 触診
- 打診
- 温度診
- 歯髄電気診
- インピーダンス測定検査
- 動揺度検査
- 麻酔診
- エックス線診
- 待機的診断

> **ピンクスポット**
> 歯冠部歯髄で内部吸収が進行した場合，歯髄が透けてピンク色の斑点として認められる．

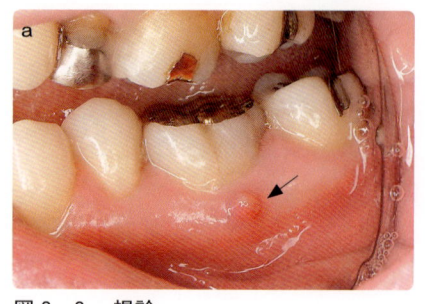

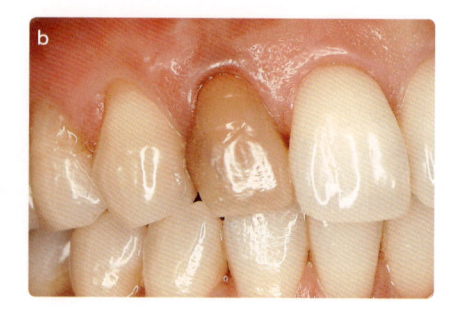

図 3-3　視診
a：修復物の存在がわかり，下顎右側第一大臼歯部の歯肉には瘻孔（矢印）を認める．b：上顎右側側切歯に変色を認める．

図 3-4　透照診
歯に透過光線を当て，う蝕の検査をしている．

瘻孔
⇒ p.66参照

- 切削診

(2) 問診

患者との面談をとおして診断のために情報を求めること．
主訴：来院した動機，もっとも苦痛・不快を訴える症状
現病歴：痛みの発生から現在に至るまでの経過
既往歴：過去に経験した病歴や治療歴

(3) 視診（図 3-3）

術者（歯科医師や歯科衛生士）が実際に直視してわかること．
- 実質欠損の状態：う蝕，咬耗，摩耗，破折
- 露髄の有無
- 歯の透明度や着色
- 軟組織の状態：発赤，腫脹，瘻孔，損傷
- 修復物の有無
- 出血，排膿
- 咬合関係

(4) 透照診（図 3-4）

歯に強力な透過光線を当てて検査する．
- 隣接面う蝕
- 歯冠の破折や亀裂
- 生活歯髄ではピンク色，壊死歯髄は褐色となる．

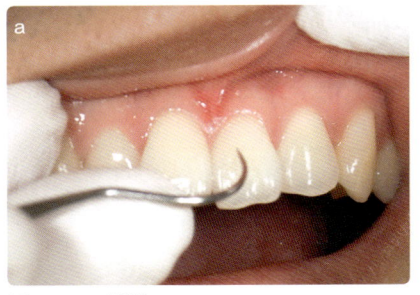

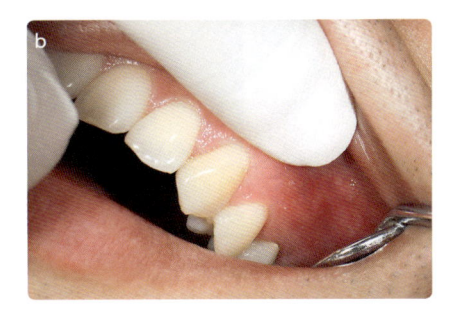

図3-5　触診
a：歯には探針を用いて検査する．b：軟組織には手指で検査する．

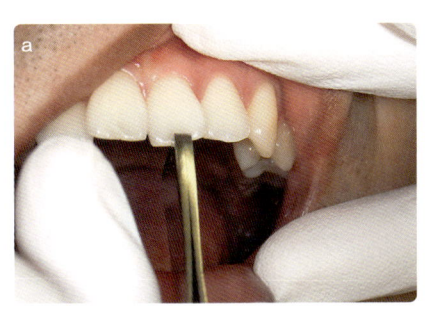

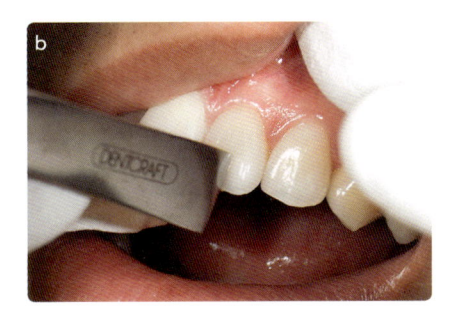

図3-6　打診
a：垂直打診（歯と長軸方向）．b：水平打診（歯軸と直角方向）．

（5）触診（図3-5）
　直接触れて検査する．
　硬組織：探針を用いる．
　・軟化象牙質の状態
　・擦過痛の有無や性状
　軟組織：手指を用いる．
　・根尖部歯肉の圧痛，腫脹，波動
　・所属リンパ節の圧痛，腫脹
（6）打診（図3-6）
　患歯を叩いてその痛みの程度を対照歯と比較する．歯根膜の炎症の有無がわかる．
　・ミラーやピンセットの後端を用いる．
　・隣接している健全歯から実施
　垂直打診（歯の長軸方向）で反応すれば，根尖性歯周炎を疑う．
　水平打診（歯軸と直角方向）で反応すれば，慢性歯周炎を疑う．
（7）温度診（図3-7）
　温度刺激を応用し歯髄の生死鑑別を行う．
　冷刺激：氷塊，冷エアゾール，エアー，ドライアイス
　温刺激：加熱ストッピング，温水

波動
膿汁，血液，粘液，体液などの流動体が組織内に溜っているとき，それを触診して感じられる現象．皮膚や粘膜の上に左右の指頭を当てて，一方の指頭で軽く圧迫すると，液体が移動して反対側の指頭が持ち上げられるような感じがする．

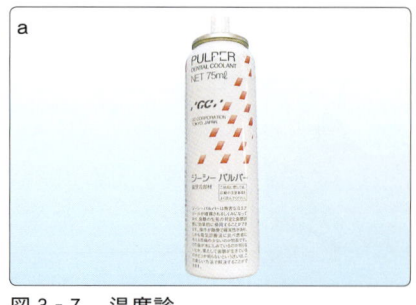

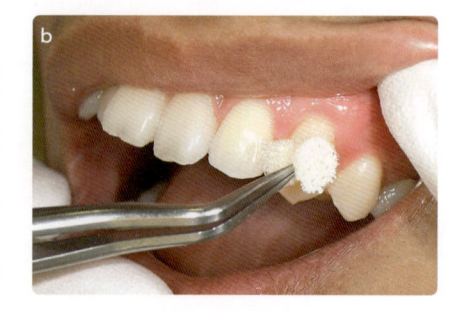

図3-7　温度診
a：冷エアゾール(パルパー)．b：患歯に冷エアゾールを噴霧したスポンジを当てて検査している(冷刺激)．

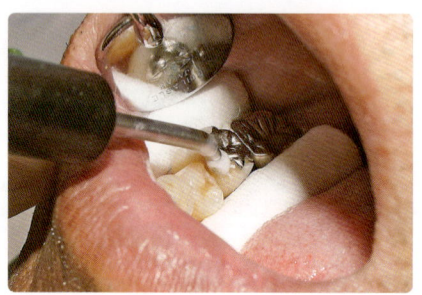

図3-8　歯髄電気診
導子を歯に当て検査をしている(電気歯髄診断器⇒p.27 図2-25参照)．

(8)歯髄電気診(EPT)(図3-8)
　歯の表面から歯髄に電気刺激を与え，その誘発痛により歯髄の病態を判定する(歯髄疾患の鑑別は不可)．歯髄の生死鑑別の信頼度は高い．
＜術式＞
・患歯，対照歯を乾燥する．
・導子を頰(唇)側切端1/3または，咬合面側1/3の健全エナメル質に当てる．
・導子の先に電導性ペーストをつける．
・2回以上の平均値を求める．
・通電量は徐々に上げる．
＜注意点＞
・導子の接触部位に注意する．
　前述の健全エナメル質に端子を当てることはもちろんのこと，インレーやアマルガムなどの金属や露出した象牙質は電流を通しやすくなるため不可．また，電導性がないコンポジットレジンにも端子は当てない．
・壊死の歯や多根歯，根未完成歯および外傷歯は誤った反応を示すことがある．
・ペースメーカー患者には使用禁忌である．

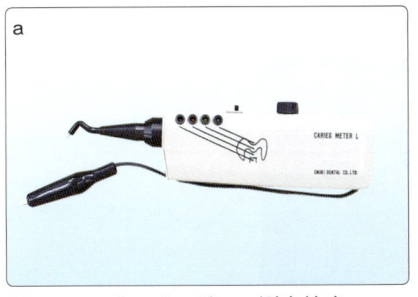

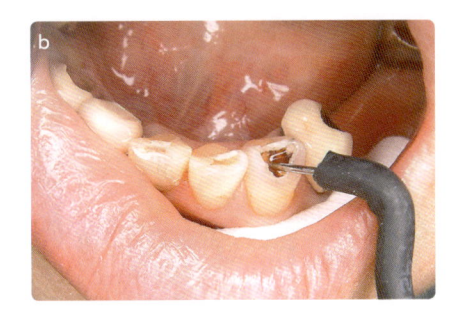

図3-9 インピーダンス測定検査
a：インピーダンス測定器．b：導子を歯に当て露髄の有無を検査をしている．

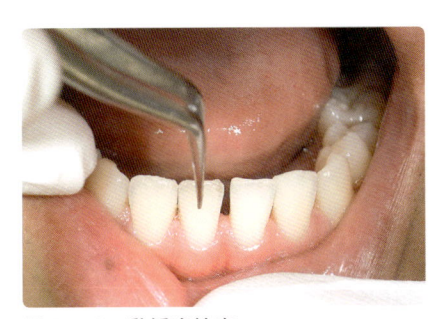

図3-10 動揺度検査
患歯をピンセットではさみ検査している．

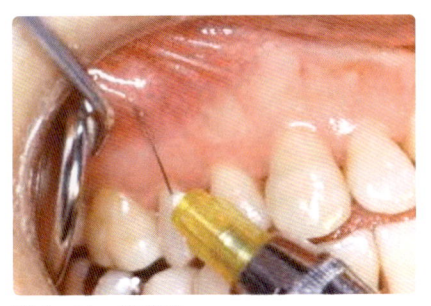

図3-11 麻酔診
疑わしい歯に浸潤麻酔を施し検査している．

（9）インピーダンス測定検査（図3-9）
　露髄の有無が確認できる．すなわち，感染性の歯髄炎か非感染性の歯髄炎かがわかる．
〈インピーダンス値〉
　　600kΩ以上　：健全エナメル質
　　250〜600kΩ：エナメル質う蝕
　　15.1〜250kΩ：象牙質う蝕
　　15.0kΩ以下　：露髄
（10）動揺度検査（図3-10）
　歯を頰舌，近遠心，上下方向に動かし，歯周組織の異常を検査する．
　・ピンセットを用いる．
　・歯髄炎では動揺は認めない．
（11）麻酔診（図3-11）
　痛みのある疑わしい歯に麻酔することで，原因歯を発見する検査法．すなわち，疑わしい歯（放散痛や関連痛を有する歯：急性歯髄炎）の根尖部歯肉に浸潤麻酔を施し痛みが消失すれば，患歯が特定できる．
（12）エックス線検査（図3-12）
　実際に直視できない部分の情報を得るための検査
　・う蝕，修復物と歯髄腔との関係

関連痛
病変部から隔たった部位に生じる痛み．

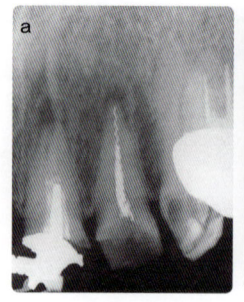

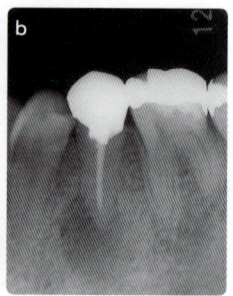

図3-12 エックス線診
a：上顎左側側切歯の根尖部にはレンツロが破折している．b：下顎左側第二小臼歯の根尖には根尖病変を認める．

- 根の数，形態，長短，方向，近遠心的湾曲
- 根管充填の状態
- 根管内異物や石灰化物の存在
- 歯根膜腔の拡大
- 歯根吸収，歯槽骨吸収
- 根尖病変

(13) 待機的診断法

　歯髄が保存できる（歯髄保存療法の適応）か，除去しなければならない（歯髄除去療法の適応）かで診断が困難な場合，まず歯髄鎮痛消炎療法を施し，不快症状の変化を観察し，歯髄の保存の可否を判定する検査法

〈例〉

　歯髄鎮痛消炎療法を実施し，
- 臨床症状なし：保存可　→覆髄など施し歯冠修復へ
- 臨床症状あり：保存不可→抜髄へ

(14) 切削診

　前歯では舌面小窩を，臼歯では咬合面の小窩を切削して，歯髄の生死鑑別を行うもので，最後の手段となる．

3-2　歯髄疾患の治療法

1）バリアーテクニックについて

　歯髄疾患の治療のみならず，すべての歯科治療において，一般細菌やHBV，HCV，HIV，MRSAなど，患者から患者，あるいは患者から医療従事者への感染は予防しなければならない．そこで，ユニバーサルプレコーションおよび，スタンダードプレコーションの概念が必要とされる．感染予防のためには，手洗いは当然ながら，グローブの装着，マスク・防護メガネ・手術着を着用する．このように感染源と直接接触しない方法をバリアーテクニックという．

　なお，感染性患者にのみ実施する行為ではなく，すべての患者に対して実施する．

ユニバーサルプレコーション
すべての患者の体液・排泄物を感染の可能性があるものとみなして扱う．

スタンダードプレコーション
血液のみならず，すべての体液，分泌液，排泄物や粘膜など湿性生体物質を感染性として扱う．

図3-13 ラバーダム防湿に使用する器具
左から順に，クランプフォーセップス，ラバーシート，ラバーダムフレーム，クランプ，ラバーダムパンチ

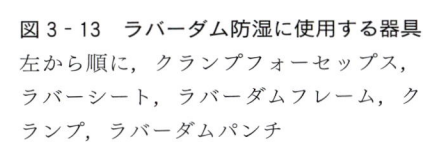

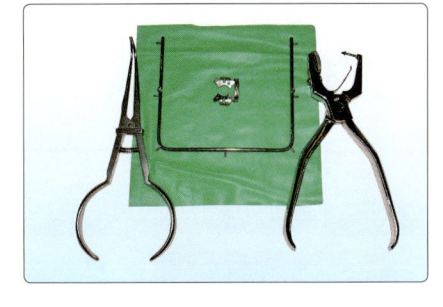

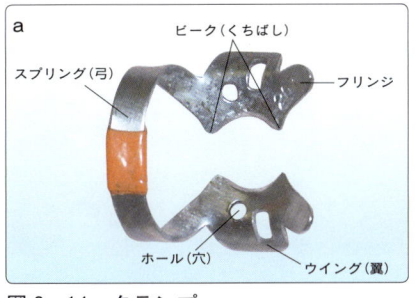

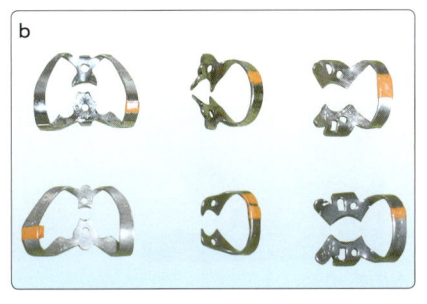

図3-14 クランプ
a：クランプの名称．b：クランプには使用する歯種によりその形態が異なる．左上から上顎前歯用，小臼歯用（有翼），上顎大臼歯用，左下から下顎前歯用，小臼歯用（無翼），下顎大臼歯用．

2）無菌的処置法

（1）ラバーダム防湿法

＜目的＞
- 唾液による手術野の感染防止
- 歯の切削片や壊死物質などの嚥下防止
- 器械，器具の嚥下および吸引防止
- 薬物による口腔粘膜の損傷防止
- 切削工具による口腔軟組織の損傷防止
- 手術野の明示と操作性の容易化

＜欠点＞
- 歯根歯軸方向がわかりにくい．
- ラバーアレルギー患者，または，ラバーに対して不快感を示す患者には使用できない．
- 口呼吸患者には応用できない．

＜使用器具＞（図3-13, 14）
- クランプフォーセップス
- ラバーダムパンチ
- クランプ
- ラバーダムフレーム
- ラバーシート　ほか

ラバーアレルギー
医療用手袋やラバーダムシートなどに使用される天然ゴムの成分により生じるアレルギー反応．

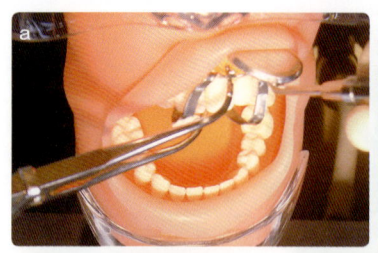

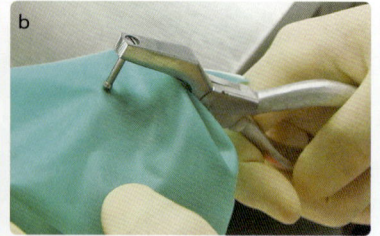

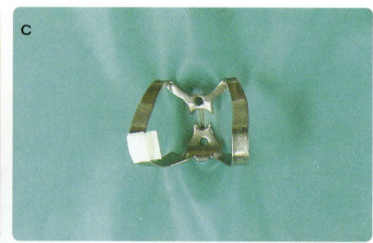

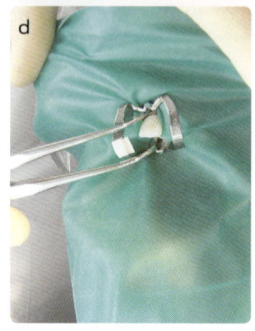

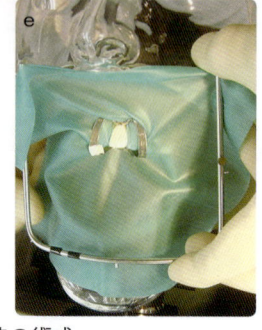

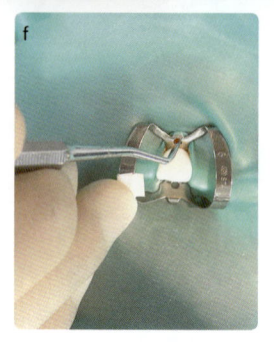

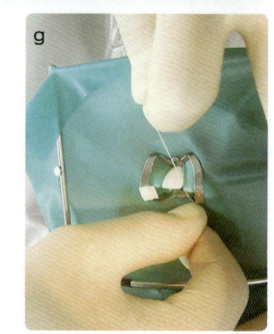

図 3-15 ラバーダム防湿法の術式

<術式>
- 必要に応じて患歯および隣接面の歯面清掃
- クランプの試適（図 3-15 の a, 16）
- スプリングが遠心にきている．
- ビークが 4 点で歯に接触している．
- 歯頚部に適合している．
- ラバーダムパンチを用いてラバーシートを穿孔させる（図 3-15 の b）．
- ラバーダムシートにクランプのウイングを装着する（図 3-15 の c）．
- ラバーダムシートに装着したクランプを，クランプフォーセップスで把持し，患歯に装着する（図 3-15 の d）．
- ラバーダムシートをラバーダムフレームの棘に引っ掛ける（図 3-15 の e）．
- ウイングに掛かっているラバーシートを練成充填器で外す（図 3-15 の f）．
- 隣接面にラバーシートが通っていない場合，デンタルフロスを隣接面に通す（図 3-15 の g）．
- 患歯とその周囲のラバーシートをヨード，エタノールで消毒する．

（2）隔壁形成法

　歯冠の崩壊が大きく，ラバーダム防湿ができない場合は，無菌的な根管治療が困難となる．その際，封鎖性を確保するため，隔壁による歯冠の暫間的修復を行う．

　隔壁材料としては，接着性レジンやセメント，アルミキャップなどを用いる．

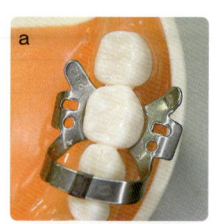

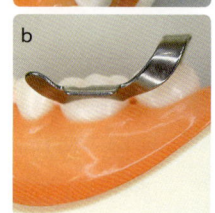

図 3-16 クランプ試適時の失敗例
a：スプリングが近心になっている．b：ビークが歯頚部に一致していない．

3）器械・器具の滅菌消毒（検査用器具も含む）

（1）滅菌法・消毒法の分類

＜滅菌法＞

芽胞を含めたすべての微生物を完全に死滅あるいは除去すること．

- 高圧蒸気滅菌法
- ガス滅菌法
- 乾熱滅菌法
- 簡易乾熱滅菌法
- 紫外線滅菌法

＜消毒法＞

病原微生物を殺滅あるいは発育を阻止し感染力をなくすこと．

- 煮沸消毒法
- 薬液消毒法

（2）滅菌法

①高圧蒸気滅菌法（オートクレーブ滅菌法）

条件：2気圧，121℃，15〜20分

適応：金属，ガラス，歯科用小器具

不適：樹脂類………ガッタパーチャポイント
　　　紙類…………ペーパーポイント
　　　ゴム類………ラバーダムシート

欠点：金属の発錆，刃部の鈍化

②ガス滅菌法（エチレンオキサイドガス滅菌法）（図3-17）

条件：65℃，8時間（滅菌終了後，ガス抜きが必要である）

適応：紙類やゴム類をはじめ，すべての器具・器材の滅菌が可能

欠点：時間とコストがかかる．

③乾熱滅菌法

条件：160〜200℃，1時間以上

適応：金属，ガラスなど

不適：樹脂類，紙類，ゴム類など

欠点：刃部の鈍化

④簡易乾熱滅菌法

条件：200〜240℃，5〜10秒
　　　ガラスビーズや食塩などを加熱して用いる．

適応：根管小器具（リーマー，ファイル），小綿球，ブローチ綿花

欠点：小器材のみ

⑤紫外線滅菌

条件：260nmの波長

適応：金属，ガラス製品など滅菌済みの器具・器材の保管

不適：プラスチック類（紫外線で変質するため）

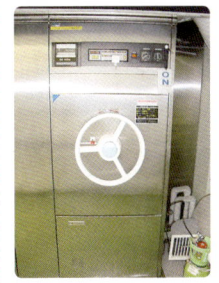

図3-17 ガス滅菌装置

表3-1 消毒剤の適用一覧

	金属	非金属	手指	粘膜	排泄物	一般細菌	MRSA	芽胞	HIV	HBV HCV
エタノール	○	○	○	×	×	○	○	×	○	×
ホルマリン	△	△	×	×	×	○	○	△	○	○
グルタールアルデヒド	○	○	×	×	○	○	○	○	○	○
次亜塩素酸ナトリウム	×	○	△	△	△	○	○	△	○	○
ポビドンヨード	×	×	○	○	×	○	○	△	○	×
塩化ベンザルコニウム	○	○	○	○	×	○	△	×	×	×
グルコン酸クロルヘキシジン	○	○	○	○	×	○	△	×	×	×

重要：①歯科医師自身の手指や，患者の粘膜に対して使用できない薬剤は禁忌！
②感染防止および，歯科医療に携わる者の感染リスクから考えると，HBVやHCVの消毒に有効な薬剤以外は禁忌となる．

欠点：滅菌されるのは紫外線が当たる部分のみ

(3) 消毒法

①煮沸消毒法

条件：100℃，15〜20分
発錆防止には亜硝酸ナトリウムが有効

②薬液消毒法 (表3-1)

汚染物質を除去した後，器具を殺菌作用のある薬剤に浸漬する方法

(4) 日常診療時の感染予防 (歯内治療関連)

①水洗→超音波洗浄→高圧蒸気滅菌

- 基本セット (ピンセット，ミラー，探針，エキスカベーター，練成充填器，バキュームチップ)
- 根管用小器具 (リーマー・ファイル)
- ラバーダム防湿器材 (クランプ，クランプフォーセップス，ラバーダムパンチ，排唾管：図3-18)

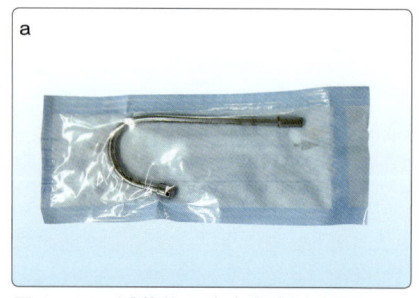

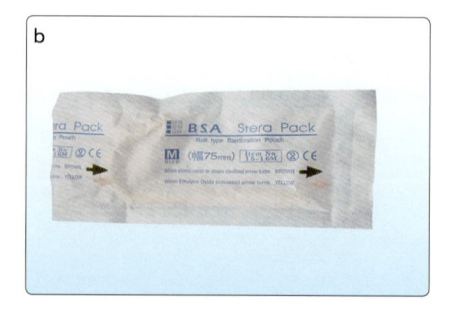

図3-18 滅菌後の歯内治療関連器具
a：滅菌後の排唾管．b：オートクレーブ滅菌が終了していることがわかる．

- 根管充塡用器具(根充用ピンセット，プラガー，スプレッダー)
- ブローチホルダー，ルーラー

②水洗→超音波洗浄→ガス滅菌
- ダイヤモンドポイント各種
- バー各種(ピーソーリーマー，レンツロなど含む)
- スケーラー

③ガス滅菌
- 洗浄用シリンジ

④その他
- 根管長測定時のクリップおよびコードなどは，患者ごとにエタノールで清拭．可能な場合は，ガス滅菌
- 撮影後のデンタルフィルムは，30秒以上水洗後，エタノール清拭

（5）感染症患者診療時の感染予防

上記の日常診療時の感染予防を実施する前に，グルタールアルデヒド（ステリハイド®：図3-19）浸漬，水洗，清掃後，各滅菌法に移行する．

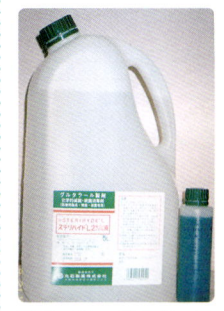

図3-19 グルタールアルデヒド(ステリハイド®)

4）材料の管理・保管

一般歯科治療の中でも，とりわけ歯内治療には多くの器材・薬剤が必要となるため，細心の注意が必要である．

歯内治療時における感染事故でとくに問題となるのは，注射針の針刺し事故である．予防策としては，カートリッジ式の注射針の構造を熟知した上で，鋭利な器具は持ち歩いたり，歯科医師に手渡しするような不用意な行動はとらないほうが賢明である．また，注射針のリキャップは原則禁止で，やむを得ない場合は，片手リキャップを行う．使用済みの注射針は医療廃棄物として扱わなければならない．

材料の管理において，根管洗浄に用いる次亜塩素酸ナトリウムは，光・熱に不安定のため，冷暗所にて褐色瓶で保管し使用する．なお，使用にあたっては，皮膚，粘膜刺激があるため，患者の口腔内はもちろんのこと，顔面に液を滴下しないようにしなければならない．また，漂白作用も有するため，患者の衣服にも漏らさない工夫が必要となる．根管消毒（貼薬）に用いる薬剤も，殺菌力や腐蝕力が強いため，次亜塩素酸ナトリウムと同様な扱いをしなければならない．

腐蝕
化学的作用によって材料の表面が損傷，あるいは材質が劣化することをいう．一般に腐蝕とは，水分を伴う条件の腐蝕（湿蝕）を指している．

5）歯髄の除痛法

(1)除痛法の種類

歯髄除去療法で用いる除痛法としては，施術時にのみ知覚を一時麻痺させる局所麻酔法と，歯髄組織の知覚を永久的に喪失させる除活法(失活法)とがある．

局所麻酔法の中には，表面麻酔法，浸潤麻酔法，伝達麻酔法があり，一

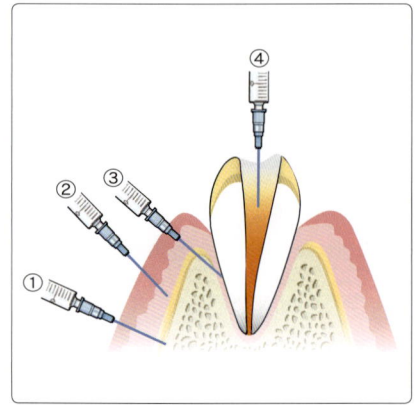

図3-20　浸潤麻酔法
①骨膜下麻酔，②粘膜下麻酔，③歯根膜内麻酔，④歯髄腔内麻酔

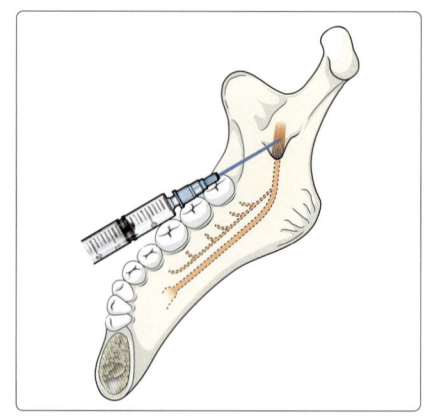

図3-21　下顎孔伝達麻酔法

般的には表面麻酔後，浸潤麻酔を施し歯髄除去を実施する．除活法はアレルギーや全身疾患（心疾患，高血圧）を有し，局所麻酔が使用できない症例に用いる．

全身疾患
⇒p.133参照

（2）表面麻酔法
　歯肉粘膜表面に麻酔薬を作用させ麻痺させる．スプレー式，軟膏式，ゼリー式があり，以下の症例に使用される．
・浸潤麻酔や伝達麻酔の刺入時の疼痛緩和
・歯肉膿瘍の切開，歯石除去，歯肉圧排
・嘔吐反射患者に対して

（3）浸潤麻酔法（図3-20）
　麻酔薬を組織内へ浸潤させ神経終末を麻痺させる方法で，刺入部位により，骨膜下麻酔，粘膜下麻酔，歯根膜内麻酔，歯髄腔内麻酔などがある．

（4）伝達麻酔法
　手術部位より中枢側の神経幹に麻酔薬を作用させ，それより末梢側を麻痺させる方法で，下顎孔伝達麻酔法（図3-21）が代表的である．

（5）除活法（失活法）
　薬剤により歯髄を壊死させて知覚をなくし，その後に歯髄を除去する方法である．危険な薬剤を使用するため，現在ではほとんど行われない．

＜使用薬剤＞
・パラホルムアルデヒド製剤
・亜ヒ酸

＜適応症＞
・仮封が確実に行える歯
・急性歯髄炎の歯では歯髄鎮痛消炎療法奏功後
・根完成歯

46

chapter 3　歯髄疾患の概要と治療法

<注意点>
- 貼付時間，貼付量を厳守する．
  パラホルム糊剤：1週間，露髄部を覆う程度
  亜ヒ酸：24〜48時間，半米粒大
- 歯の変色を招く．
- 貼付後の内圧亢進により疼痛が生じる．
- 適応症の裏返しになるが，仮封ができない歯や急性歯髄炎歯，根未完成歯は使用禁忌である．

6）仮封法

仮封法
⇒ p.91参照

（1）目的
- 根管内に貼付した薬剤が，口腔内への漏洩による口腔粘膜の傷害，味覚異常を防ぐとともに，根管内の薬効を維持する．
- 口腔との連絡を遮断して，細菌や食片，唾液の根管内への侵入を防ぎ，再感染を予防する．
- 外来刺激から根管を保護し，局所を安静に保つ．

（2）仮封材の種類（図3-22）

①ストッピング
　ストッピングを加熱軟化し使用する．キャリアーを用いる場合と，練成充填器で用いる場合がある．封鎖能力は劣るため，単一で用いることは少ない．

②酸化亜鉛ユージノールセメント
　液と粉を金属スパチュラと紙練板で練和して使用する．仮封材として使用する場合，酸化亜鉛ユージノールは固めに練和する．練成充填器で髄腔に填塞する．除去には加熱した練成充填器かスケーラーを用いる．

③水硬性セメント
　字のごとく，口腔内の水（唾液）で硬化する仮封材である．練成充填器を

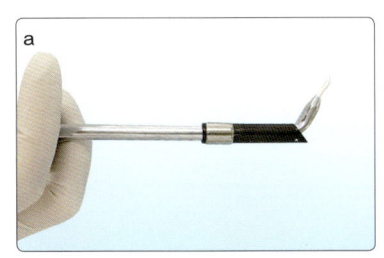

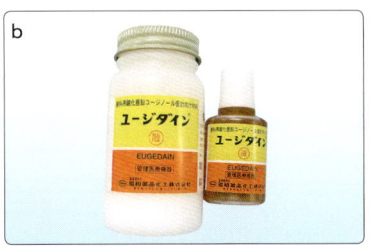

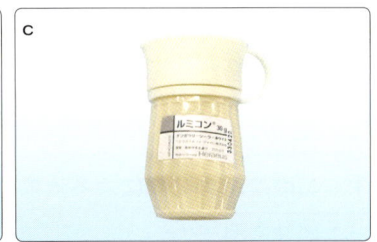

図3-22　仮封材の種類
a：ストッピングキャリアーとストッピング，b：酸化亜鉛ユージノールセメント（ユージダイン®），c：水硬性セメント（ルミコン®），d：サンダラック

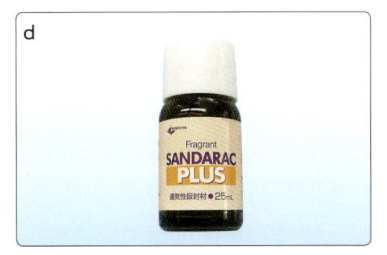

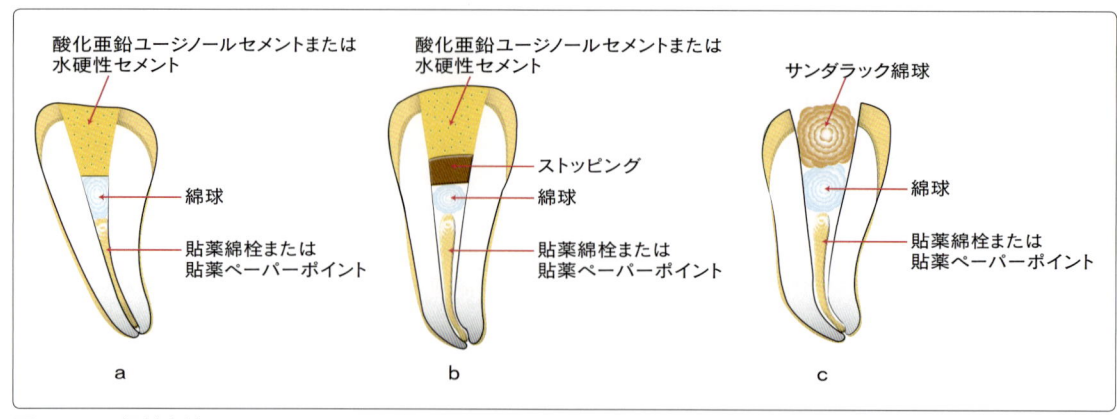

図3-23 仮封方法
a：単一仮封法．b：二重仮封法．c：サンダラック仮封法

用いて髄腔に填塞する．硬化してしまえば非常に硬くなるが，硬化前の脱離が問題となる．したがって，仮封後約1時間は安静を指示する．除去は困難でスケーラーを用いる．
④サンダラック
　急性化膿性根尖性歯周炎の応急処置時に使用する液体の仮封材

（3）仮封方法（図3-23）
①単一仮封法
　1種類の仮封材のみで仮封する方法
②二重仮封法
　2種類の仮封材を用いる方法．根管側にストッピングを填塞し，その上に，酸化亜鉛ユージノールセメントまたは水硬性セメントを填塞する．緊密な仮封が可能である．
③サンダラック仮封法
　根管内に貼薬後，サンダラックを浸した綿球を髄腔に置く仮封法．緊密な仮封は不可能であるが，一般的に急性化膿性根尖性歯周炎などで内圧の亢進を防ぐ仮封法として使用される．

7）歯髄保存療法
1．歯髄疾患の分類による治療法

- 歯髄充血　　　　　　　　　　　　　｝可逆性歯髄炎
- 急性一部性単純（漿液）性歯髄炎　　　治療法：歯髄保存療法
- 急性全部性単純（漿液）性歯髄炎
- 急性一部性化膿性歯髄炎
- 急性全部性化膿性歯髄炎　　　　　　｝不可逆性歯髄炎
- 慢性潰瘍性歯髄炎　　　　　　　　　治療法：歯髄除去療法
- 慢性増殖性歯髄炎

サンダラック
天然樹脂（サンダラック）をアルコールで溶かした溶液（⇒p.92参照）．

chapter 3　歯髄疾患の概要と治療法

- 壊疽性歯髄炎
- 上行性歯髄炎 　　　　　治療法：歯髄除去療法
- 持発性歯髄炎
- 歯髄壊死・壊疽(歯髄は失活しており，根尖性歯周炎に準じる治療，すなわち，感染根管治療が適応となる)

2．歯髄疾患の治療法

①歯髄保存療法
- 歯髄鎮痛消炎療法
- 覆髄法
　間接覆髄法
　暫間的間接覆髄法(IPC法)
　直接覆髄法

②歯髄除去療法
- 一部歯髄除去療法
　生活歯髄切断法(生活断髄法)
　失活歯髄切断法(除活断髄法)
- 全部歯髄除去療法
　直接法：麻酔抜髄法
　間接法：失活抜髄法

3．歯髄保存療法

　上記に項目を羅列したが，歯髄保存療法には歯髄鎮痛消炎療法と覆髄法とに分類できる．さらに覆髄法は，間接覆髄法，暫間的間接覆髄法，直接覆髄法に分類できる．ここでは，それぞれの治療法について説明する．

（1）歯髄鎮痛消炎療法(図3-24)

＜定義＞

　外来刺激に対する誘発痛や自発痛を伴う可逆性歯髄炎に対して，歯髄鎮痛消炎剤を応用することで，歯髄の鎮痛消炎を図り，その機能を正常に戻すこと．なお，不可逆性の急性歯髄炎に対しても，一時的に歯髄の炎症を

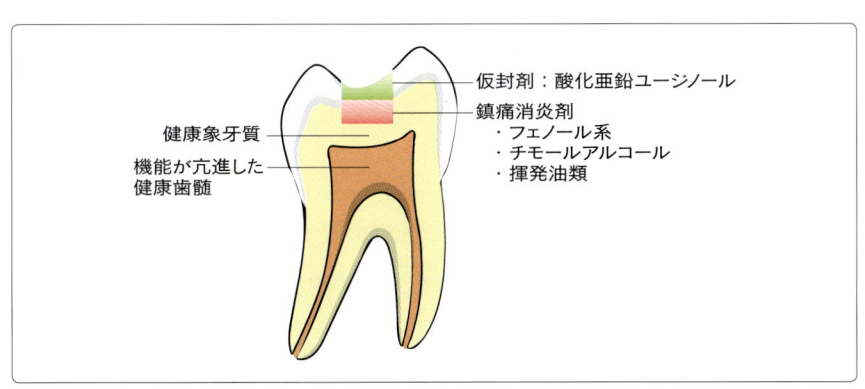

図3-24　歯髄鎮痛消炎療法

抑える目的で実施することもあるが，基本的には歯髄除去療法が適応となるため，保存療法としての歯髄鎮痛消炎療法とは異なる．

＜適応症＞
- 歯髄充血
- 急性一部性単純性歯髄炎
- 切削で歯髄感覚の亢進が予測される臨床的健康歯髄

＜使用薬剤＞

①石炭酸（フェノール）系薬剤

石炭酸は消毒作用，疼痛性麻痺（鎮痛作用），制臭作用などを有し，また，タンパク質凝固作用がある．腐食作用が強く，単独での使用は困難なため，カンフル（樟脳）やグアヤコールを合剤として使用する．

- 歯科用フェノールカンフル

  フェノール，カンフル，流動パラフィン
- パラモノクロロフェノールカンフル（CMCP）
- パラモノクロロフェノールグアヤコール（メトコール®）

②チモールアルコール

消毒力が強く浸透性もよい反面，歯髄に対して刺激作用も有するため使用にあたっては注意が必要である．

③揮発油類
- ユージノール

ユージノールは消毒，鎮静作用に優れているが，ユージノール単体では使用せず，一般的には酸化亜鉛ユージノールセメントとして使用する．

＜術式＞
- 必要に応じ局所麻酔，ラバーダム防湿，術野の消毒
- う窩の開拡と軟化象牙質除去
- 窩洞の清掃と乾燥
- 歯髄鎮痛消炎剤の貼付，仮封

＜経過＞

数日間，自発痛，冷水痛，温熱痛や打診痛が発現しなければ，経過良好と判断し，間接覆髄後，最終修復を実施する．不快症状を有した場合は，経過不良と判断し，再度，診査診断後，歯髄除去療法を行う．

（2）間接覆髄法（図3-25）

＜定義＞

う蝕や窩洞形成，外傷などにより，菲薄化した健康象牙質に対して，間接覆髄剤の応用により一層の保護層を形成し，修復象牙質の形成を促す治療法である．

＜適応症＞
- 歯髄鎮痛消炎療法が奏功した歯髄充血や，急性一部性単純性歯髄炎
- 臨床的健康歯髄

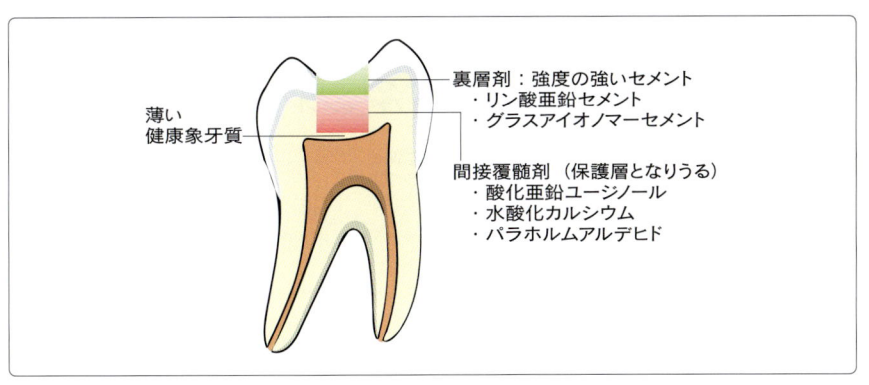

図 3-25　間接覆髄法

<使用薬剤>
①酸化亜鉛ユージノールセメント
　歯髄の鎮痛消炎やう窩の消毒作用を有し，臨床において多用する．しかし，修復象牙質形成能はほとんどない．
②水酸化カルシウム製剤
　強アルカリ性の白色の粉末で，水に難溶である．修復象牙質の形成に優れているため，覆髄剤以外にも，生活歯髄切断剤や根管消毒剤，根管充填剤にも使用される．
③パラホルムアルデヒド
　応用によりホルムアルデヒドガスを徐々に遊離するため，作用時間は緩慢で，持続的な消毒力を発揮する．ホルムアルデヒドガスの刺激により，修復象牙質を形成する．パラホルムの濃度が高いと歯髄失活剤として使用される．
<術式>
・必要に応じ局所麻酔，ラバーダム防湿，術野の消毒
・う窩の開拡と軟化象牙質除去
・窩洞の清掃（次亜塩素酸ナトリウム溶液，過酸化水素水）と乾燥
・間接覆髄剤の貼付，裏層（グラスアイオノマーセメントやリン酸亜鉛セメントなど）

<経過>
　ただちに歯冠修復処置が可能となる．しかし，症例に応じて数日間経過を観察したのち，最終修復を実施する．

(3) 暫間的間接覆髄法(IPC法)（図3-26）
<定義>
　軟化象牙質が歯髄に近接し，それを完全に除去すると露髄する恐れがある場合，あえて，一層軟化象牙質を残存させ，覆髄剤の貼付により，軟化象牙質の再石灰化および窩底直下の歯髄に修復象牙質の形成を促進させ，その後，再度，残存する軟化象牙質を除去する治療法である．

修復象牙質
歯髄腔壁の全周にわたって生理的環境下で形成される第二象牙質とは異なり，過度の咬耗やブラッシング，う蝕，窩洞形成など，歯の外表からの刺激などが原因で歯髄腔壁に局所的に形成される象牙質のこと．第三象牙質ともいう．

裏層
歯髄を外来刺激から遮断するための材料．一般的にはグラスアイオノマーセメントやリン酸亜鉛セメントが使用される．覆髄剤と違って，薬効は不要であるが，強度が必要となる．

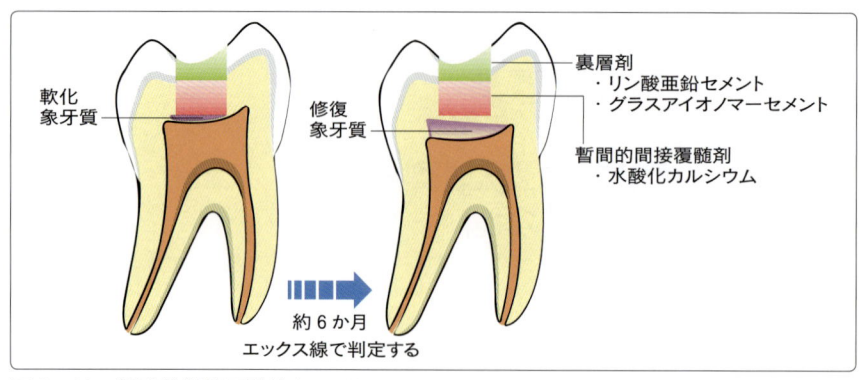

図3‐26　暫間的間接覆髄法（IPC法）

＜適応症＞
- 臨床的健康歯髄
- 可逆性歯髄炎

＜使用薬剤＞
- 水酸化カルシウム製剤

＜術式＞
- 必要に応じ局所麻酔，ラバーダム防湿，術野の消毒
- う窩の開拡と軟化象牙質除去（象牙質う蝕の第一層は可及的に除去する）
- 窩洞の清掃と乾燥
- 暫間的間接覆髄剤の貼付，裏層（グラスアイオノマーセメントやリン酸亜鉛セメントなど）

＜経過＞
　約6か月経過観察を実施し，臨床症状がなく，エックス線検査により，軟化象牙質は再石灰化し，窩底直下の歯髄に修復象牙質の形成が認められた場合，再度，残存する軟化象牙質を除去し，最終修復を実施する．

（4）直接覆髄法（図3‐27）

＜定義＞
　歯髄が非感染の状態で，窩洞形成や外傷などで直径2mm未満の露髄を

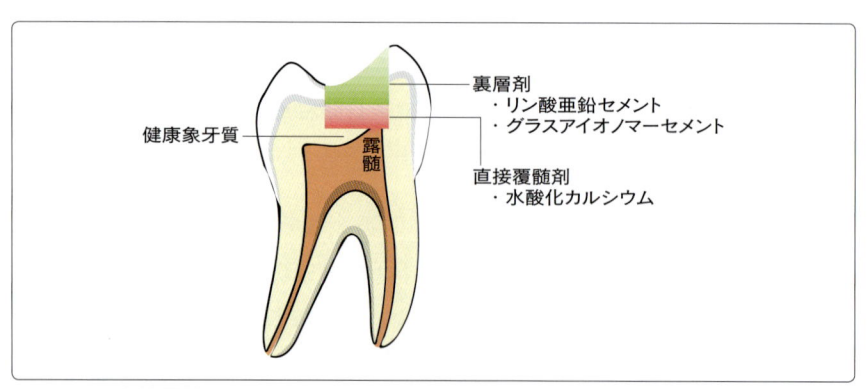

図3‐27　直接覆髄法

52

認めた場合，その露髄面に覆髄剤を直接貼付し，デンティンブリッジ（被蓋硬組織）を形成させ，歯髄を保存する治療法．基本的には，根未完成歯や若年者に応用する．

＜適応症＞
　根未完成歯や若年者の
　・窩洞形成時の露髄（直径2 mm未満）
　・歯の破折時の新鮮な露髄

＜使用薬剤＞
　・水酸化カルシウム製剤

＜術式＞
　・局所麻酔（必須），ラバーダム防湿，術野の消毒
　・う窩の開拡と軟化象牙質除去
　・窩洞の清掃（次亜塩素酸ナトリウム溶液と過酸化水素水），止血と乾燥
　・直接覆髄剤を無圧で貼付
　・裏層（グラスアイオノマーセメントやリン酸亜鉛セメントなど）

＜経過＞
　水酸化カルシウム製剤の強アルカリの作用によって，露髄面表層が壊死に陥り，1～数か月後には，デンティンブリッジ（被蓋硬組織）が形成される．臨床症状がなく，エックス線検査により，デンティンブリッジの形成が認められた場合，最終修復を実施する．

8）歯髄除去療法

①一部歯髄除去療法
　・生活歯髄切断法（生活断髄法）
　・失活歯髄切断法（除活断髄法）

②全部歯髄除去療法
　直接法：麻酔抜髄法
　間接法：失活抜髄法

　上記のとおり，歯髄除去療法には，歯冠部歯髄のみ除去する一部歯髄除去療法と，歯冠および根部歯髄すべて除去する全部歯髄除去療法とに分類できる．さらに，一部歯髄除去療法は，生活歯髄切断法（生活断髄法）と失活歯髄切断法（除活断髄法）とに，全部歯髄除去療法は，麻酔抜髄法と失活抜髄法とに分類できる．

（1）生活歯髄切断法（生活断髄法）（図3-28）

＜定義＞
　炎症が冠部歯髄に限局している場合，局所麻酔を施し，冠部歯髄を根管口部で切断し，生活歯髄切断薬の水酸化カルシウム製剤を根管口に貼付することにより，切断面にデンティンブリッジの形成を促し，根部歯髄を生活状態で保存する方法である．根未完成歯ではアペキソゲネーシスを期待

デンティンブリッジ
直接覆髄や生活歯髄切断後の露出した歯髄面に貼薬された水酸化カルシウム糊剤の作用により，切断面直下に形成される歯髄を被覆する硬組織のこと．

アペキソゲネーシス
⇒ p.102参照

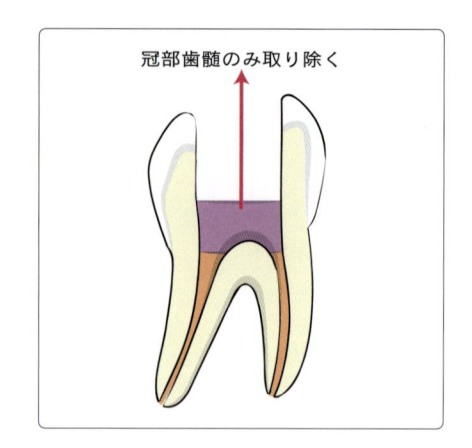

図3-28 一部歯髄除去療法

する．
＜適応症＞
　根未完成歯や若年者の
- 軟化象牙質除去中の露髄
- 露髄面が2 mm以上のもの
- 保存療法が奏功しなかったもの
- 初期の慢性歯髄炎

＜使用薬剤＞
- 水酸化カルシウム製剤

＜術式＞
- 局所麻酔(必須)，ラバーダム防湿，術野の消毒
- う窩の開拡と軟化象牙質除去
- 髄室開拡(図3-29)

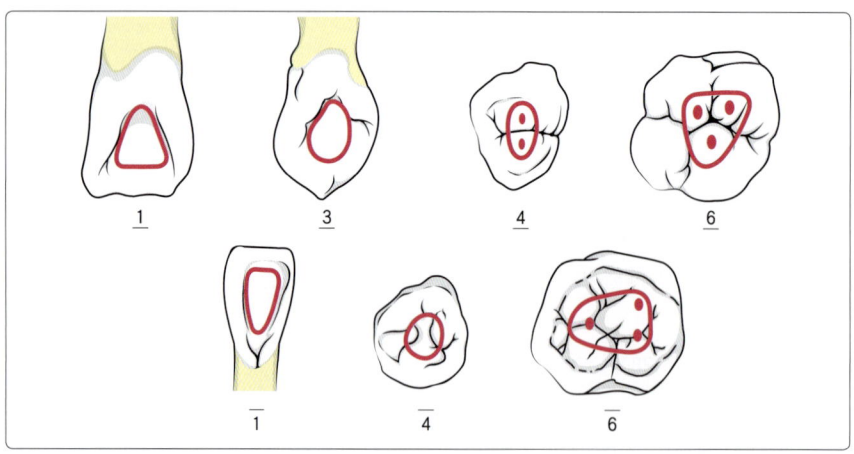

髄室開拡
⇒ p.84参照

図3-29　髄室開拡
髄室開拡の外形は根管口を結んだ形となる．すなわち1根管である下顎小臼歯では円型，2根管である上顎小臼歯では卵型，3根管である大臼歯は丸みを帯びた三角形となる．切端や基底結節(前歯)，辺縁隆線は切削しないようにする．

- 冠部歯髄を根管口で切断(根管口より少し大きめのラウンドバーを低速回転で使用し切断)，ケミカルサージェリー(次亜塩素酸ナトリウムと過酸化水素水)
- 貼薬(水酸化カルシウム製剤を1mm程度，無圧で貼付)，仮封(酸化亜鉛ユージノールセメントやグラスアイオノマーセメントなど)

＜経過＞
　強アルカリ性の水酸化カルシウム製剤に接した歯髄が壊死に陥り，9日後には壊死層直下に線維状構造物が出現する．2週後には象牙芽細胞様の細胞が配列し，6～8週後にはデンティンブリッジ(被蓋硬組織)が形成される．臨床症状がなく，エックス線検査などにより，デンティンブリッジの形成が認められた場合，最終修復を実施する．

(2)失活歯髄切断法(除活断髄法)
　過去の処置法であり，現在では行われない．

＜定義＞
　冠部歯髄に炎症が限局している場合，歯髄除活(失活)剤を露髄面に貼付し，冠部歯髄を失活させ根管口部で除去切断し，根部歯髄を乾性壊死状態(ミイラ化)で無菌的に保存する治療法である．

(3)麻酔抜髄法(直接抜髄法)

＜定義＞
　根部歯髄まで細菌感染が波及した場合，歯髄をすべて除去することにより，根尖歯周組織への炎症の拡延を予防すると同時に，痛みを取り除くことを目的としている．本法は局所麻酔薬を用いて，歯髄を除去する方法である．

＜適応症＞
- 急性全部性単純性歯髄炎
- 急性化膿性歯髄炎(一部性・全部性)
- 慢性潰瘍性歯髄炎
- 慢性増殖性歯髄炎
- 上行性歯髄炎
- 壊疽性歯髄炎
- 特発性歯髄炎
- 内部吸収
- 補綴的要求

＜使用薬剤＞
①局所麻酔薬
- 表面麻酔

　表面麻酔薬には，軟膏タイプ，スプレータイプ，ゼリータイプがあり，リドカインやアミノ安息香酸エチルなどが主成分である．

- 浸潤麻酔

　浸潤麻酔薬には，2％リドカインのカートリッジが一般的に使用される．

なお，血管収縮剤としてエピネフリンを含有している．
②根管洗浄剤
- 有機質溶解剤
  次亜塩素酸ナトリウム，フェノールスルホン酸
- 無機質脱灰剤
  EDTA，フェノールスルホン酸
- その他
  過酸化水素水

③根管消毒剤
- ホルムアルデヒド製剤
  ホルマリン製剤：FC，FG
  パラホルムアルデヒド製剤：ペリオドン
- 石炭酸（フェノール）製剤
  CP，CMCP，メトコールなど
- ハロゲン剤
  塩素化合物：次亜塩素酸ナトリウム
  ヨウ素化合物：ヨードチンキ，ヨードホルム
- 抗菌薬
  クロラムフェニコール
- 水酸化カルシウム製剤

④仮封材
　⇒3-2　6）仮封法(p.47)参照

＜術式＞
①局所麻酔
　⇒3-2　8）の(3)〈使用薬剤〉(p.55)参照
②ラバーダム防湿，術野の消毒
　⇒3-2　2）無菌的処置法(p.41)参照
③髄室開拡（図3-29参照）
　根管処置を行う前には，髄室の開放する（歯髄を除去するためには，歯髄を囲むエナメル質・象牙質を削る）必要がある．前準備として，スチールバーにて軟化象牙質を除去し，う窩の清掃消毒を実施する．外形線を設定し，エナメル質をダイヤモンドポイントで除去，象牙質を除去し，髄室への穿通を行う．その後，天蓋除去，髄室の清掃を行い，根管口を明示する．
　　使用器具：ダイヤモンドポイント，スチールバー，エキスプローラー，
　　　　　　　エキスカベーター，洗浄用器具
④根管長測定（図3-30）
　根管拡大・形成，根管消毒や根管充填を完全に行うためには，正確に根管長を測定することが重要である．根管長とは，歯冠部に設定した歯冠基準点から生理学的根尖孔までの長さである．根管長測定法としては，手指

髄室開拡
⇒p.84参照

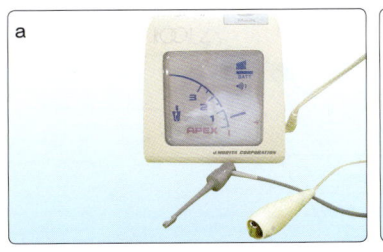

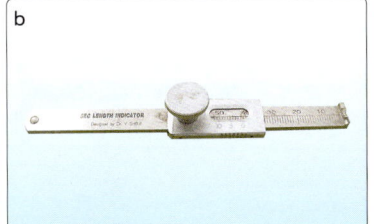

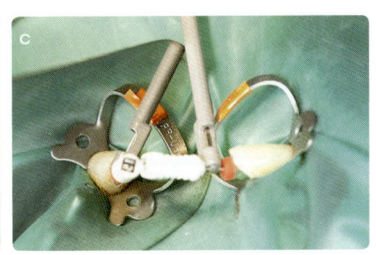

図 3-30　根管長測定
a：根管長測定器．b：ルーラー．c：根管長を測定している．

感覚で行う方法や，エックス線写真により計算して求める方法，電気的抵抗値（インピーダンス）を用いる方法がある．電気抵抗値による方法は，根尖孔の位置を確認しながら根管拡大が行えるため，根管長測定器として広く普及している．
　使用器具：根管長測定器，ルーラー，ファイルなど

⑤根管口形成，根管拡大・形成（機械的清掃）（図 3-31）
　・根管口形成
　根管内への器具操作や根管洗浄や根管消毒，根管充填材の挿入などを容易にし，治療を効率的に行うため，根管口を漏斗状に形成すること．
　使用器具：ピーソーリーマー，ゲイツグリデンドリル
　・根管拡大・形成（機械的清掃）
　根管小器具を使用して，根管内に残存する歯髄組織や変性・壊死歯髄組織，細菌や食物残渣などを取り除くことである．
　使用器具：根管用小器具（リーマー，Kファイル，Hファイル），ルーラー

⑥根管洗浄（化学的清掃）（図 3-32）
　前述の根管拡大・形成（機械的清掃）では除去できなかった根管内容物や異物を，薬剤の作用により溶解・除去すること．
　使用器具：洗浄用シリンジ，根管洗浄針，超音波発振装置，洗浄用チップ

電気抵抗値による方法
⇒ p.85参照

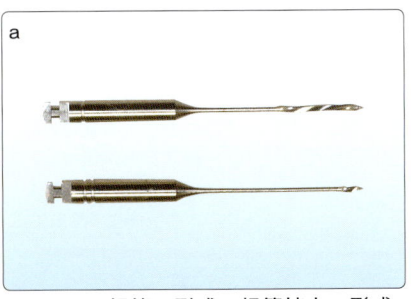

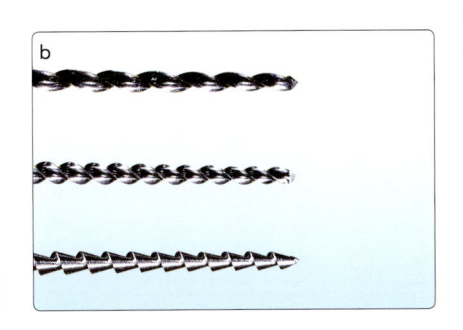

図 3-31　根管口形成，根管拡大・形成
a：上からピーソーリーマー，ゲイツグリデンドリル．b：上からリーマー，Kファイル，Hファイル

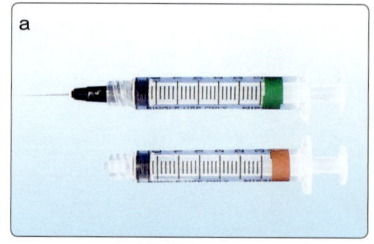

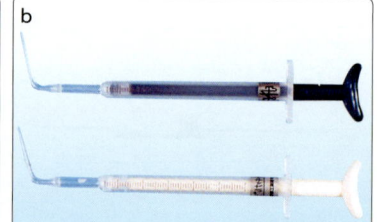

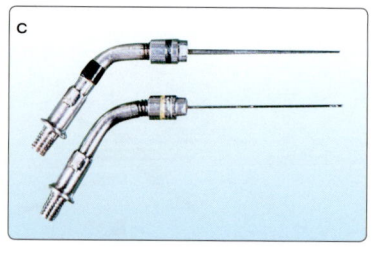

図 3-32 根管洗浄
a：洗浄用シリンジ(ニプロシリンジ)．b：洗浄用シリンジ(ルートキャナルシリンジ)．c：洗浄用チップ

□ 根管洗浄剤
a．次亜塩素酸ナトリウム
〈性質〉
- 3～10%濃度で使用する．
- 有機質溶解剤である．
- アルカリ性である．
- 光，熱に不安定である．
- 皮膚，粘膜刺激がある．

〈作用〉
- 消毒，殺菌
- 有機質溶解
- 漂白
- 制臭
- 酸化
- 潤滑

b．EDTA
〈性質〉
- 15%濃度で使用する．
- 無機質脱灰剤である．
- 中性である．
- スミヤー層の除去効果がある．
- 超音波発振装置の併用で効果が倍増する．

c．過酸化水素水
〈性質〉
- 1～3%濃度で使用する．
- 殺菌作用
- 漂白作用
- 発泡作用

潤滑
根管内に次亜塩素酸ナトリウムを満たし，根管拡大・形成を行うことにより，根管用小器具の動きを滑らかにすること．

スミヤー層
根管拡大・形成に伴い，根管壁に象牙質の切削片や歯髄壊死片，細菌などが堆積したもの．通常はEDTAによる洗浄にて除去する．

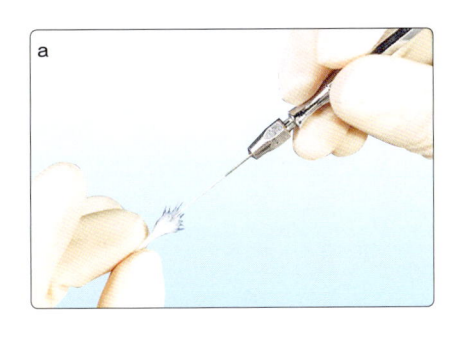

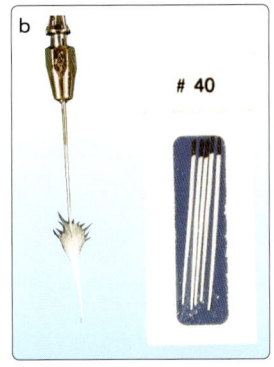

図3-33　根管乾燥
a：ブローチで綿栓をつくっている．b：ブローチ綿栓とペーパーポイント

⑦根管乾燥（図3-33）
　根管洗浄後，根管内は湿潤した状態のため，根管消毒（貼薬）前に，根管内を乾燥させる．
　使用器具：ブローチ，ブローチホルダー，ペーパーポイント

⑧根管消毒（貼薬）
　根管を機械的・化学的に清掃した状態でも100％の無菌化は得られず，その不備を補い，かつ，持続的な消毒効果や良好な根尖創傷治癒を得る．
　使用器具：ブローチ，ブローチホルダー，ペーパーポイント

□根管消毒剤
a．ホルムアルデヒド製剤
　〈ホルマリン製剤：FC，FG〉
　・強い刺激臭のある無色の液体
　・ホルムアルデヒドガスによる高い浸透性
　・タンパク質凝固作用
　〈パラホルムアルデヒド製剤：ペリオドン〉
　・白色の固体（ペースト状で使用する）
　・作用時間は緩慢で持続的な消毒力がある．

b．石炭酸（フェノール）製剤
　〈CP，CMCP，メトコール® など〉
　・消毒効果，疼痛性麻痺（鎮痛作用），制臭作用を有する．
　・タンパク質凝固作用
　・腐蝕作用が強いため，単独では使用困難で合剤で使用する．

c．ハロゲン剤
　〈塩素化合物：次亜塩素酸ナトリウム〉
　・強力な殺菌作用を有する．
　・酸化による細胞機能阻害がある．

〈ヨウ素化合物：ヨードチンキ，ヨードホルム〉
　・強力な組織浸透性がある．
　・持続的な殺菌作用を有する．
　・酸化による細胞機能阻害を有する．
　・組織液の分泌を抑制する．
　・ヨウ素過敏症には禁忌
d．抗菌薬
　〈クロラムフェニコール〉
　・抗菌スペクトルが広い．
　・浸透力が強く，抗菌作用を発揮する．
　・疼痛緩和
　・副作用として，再生不良性貧血の報告がある．
e．水酸化カルシウム製剤
　・強アルカリ性の粉末
　・水には難溶
　・抗菌作用を有する．
　・滲出液を抑制する．
　・硬組織の形成を促進する．
⑨仮封
　⇒3‐2　6）仮封法(p.47)参照
＜経過＞
　生理学的根尖孔部にてファイルで切断された創面は出血し，やがてフィブリン(線維素)が析出し止血する．創面に血餅が生じ，やがては肉芽組織が生じる．その後，線維性結合組織による瘢痕(scar)が形成され，セメント芽細胞によるセメント質が添加される．
（4）失活抜髄法(間接抜髄法)
＜定義＞
　基本的には麻酔抜髄法と同じであるが，本法は失活剤を用いて，歯髄を失活させてから除去する方法である．

創面
物理的な損傷．一般的には傷とよばれる．

血餅
凝固した血液のこと．血餅は創面の保護や修復に重要な役割を担う．

瘢痕
傷あとが残ること．

参考文献

1）戸田忠夫, 中村洋, 須田英明, 勝海一郎(編). 歯内治療学　第3版. 東京：医歯薬出版, 2007.
2）須田英明, 中村洋(編集主幹). 第3版　エンドドンティクス. 京都：永末書店, 2010.
3）歯科医学大事典, 東京：医歯薬出版, 1987.
4）鈴木一巨, 楳本貢三, 岡崎正之, 岡嶌裕, 西山典宏(編). スタンダード歯科理工学. 東京：学建書院, 1995.
5）川崎堅三, 佐々木崇寿, 柳澤孝彰(編). カラーアトラス口腔組織発生学. 東京：わかば出版, 2001.

復習しよう！

1　病名と症状との組合せで正しいのはどれか('05).
a　慢性潰瘍性歯髄炎——自発痛
b　急性根尖性歯周炎——冷水痛
c　急性化膿性歯髄炎——温熱痛
d　慢性増殖性歯髄炎——打診痛

2　根管の化学的清掃剤はどれか．2つ選べ('05).
a　次亜塩素酸ナトリウム
b　EDTA
c　ホルムクレゾール
d　フェノールカンフル

3　直接覆髄に用いるのはどれか('06).
a　コンポジットレジン
b　パラホルムセメント
c　リン酸亜鉛セメント
d　水酸化カルシウム剤

4　天蓋除去を行うのはどれか('08).
a　間接覆髄法
b　直接覆髄法
c　生活歯髄切断法
d　暫間的間接覆髄法

5　消毒・滅菌温度の高い順で正しいのはどれか('07).
①煮沸消毒
②高圧蒸気滅菌
③乾熱滅菌
④ガス滅菌

a　②＞①＞③＞④
b　②＞③＞④＞①
c　③＞②＞①＞④
d　③＞①＞②＞④

6　歯髄鎮静効果があるのはどれか('09).
a　ヨードホルム
b　ホルムクレゾール
c　フェノールカンフル
d　水酸化カルシウム

＜解答＞
1：c
2：a, b
3：d
4：c
5：c
6：c

chapter 4　根尖性歯周組織疾患の概要と治療法

学習目標

- □ 根尖性歯周組織疾患を原因別に説明できる．
- □ 感染根管の原因を説明できる．
- □ 感染根管の内容物について説明できる．
- □ 感染根管の臨床症状を説明できる．
- □ 感染根管に引き続いて起こる疾患について説明できる．
- □ 根尖性歯周組織疾患の臨床症状を説明できる．
- □ 根尖性歯周組織疾患の検査法を説明できる．
- □ 感染根管治療の基本的手順を説明できる．

4-1　根尖性歯周組織疾患の概要

　歯周組織は歯根に近い側から順に，セメント質，歯根膜，歯槽骨，歯肉に分類される．また，歯の周りのどのあたりの部分を指すかによって，辺縁部歯周組織と根尖部歯周組織とに分けられる．したがって歯周組織における疾患は，辺縁部歯周組織における疾患と根尖部歯周組織における疾患（根尖性歯周組織疾患）とに大別される．疾患には炎症性のものとそれ以外のものがあり，辺縁部歯周組織における炎症性の疾患には慢性歯周炎（成人性歯周炎と早期発症型歯周炎に分類，以前は辺縁性歯周炎といわれていた）があり，一般的には歯周病といわれる．一方，根尖部歯周組織における炎症性の疾患は，根尖性歯周炎といわれる（図4-1）．

1）根尖性歯周組織疾患の原因と経過

　根尖性歯周組織疾患は物理的刺激や化学的刺激あるいは細菌学的刺激が，主として根管を通じて根尖孔から根尖部歯周組織へ波及することによって生じる．一般に歯髄疾患に継発して生じる歯髄壊死や歯髄壊疽の状態の歯および根管を"感染根管"というが，根尖性歯周組織疾患はこの感染根管に起因するものが多い．

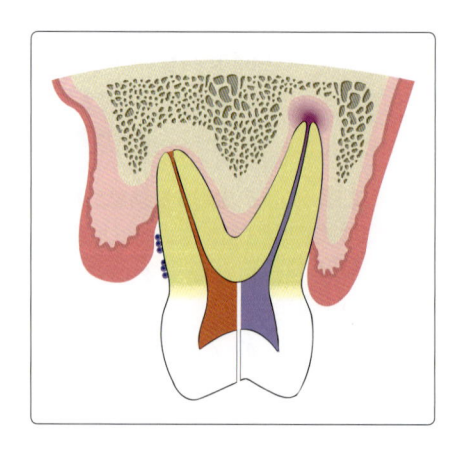

> **保険用語による分類**
> G：歯肉炎．単純性のもの（単G）と複雑性のもの（複G）がある．歯槽骨の吸収はみられない．
> P：歯周炎．程度によって軽度歯周炎（P₁）〜重度歯周炎（P₄）に分けられる．
> Per：根尖性歯周炎．症状の有無によって急化Perと慢化Perに分けられる．

図4-1　慢性歯周炎と根尖性歯周炎（上田雅俊ほか編：新・歯科衛生士教育マニュアル 歯周病学，2011より改変）
左側は慢性歯周炎，右側は根尖性歯周炎モデルを示す．

（1）原因
　根尖性歯周組織疾患が発症する原因には，局所的原因と全身的原因がある．しかし，実際に根尖性歯周組織疾患が発症する場合は，局所的原因によるものがほとんどである．局所的原因は物理的原因，化学的原因および細菌学的原因に分けられる．

＜局所的原因＞
①物理的原因
・根管用器具による根尖部歯周組織の傷害
　抜髄の際の根管拡大・形成時等に，リーマーやファイルなどを根尖孔から突き出して使用した場合など，根尖部歯周組織が傷害されて炎症を生じる（図4-2のa）．
・根管充填用ポイントの根尖孔外への突出
　根管充填時のポイントの試適や，根管充填操作時のポイントの加圧などによってポイントが根尖孔外へ突き出た場合，根尖部歯周組織が傷害されて炎症を生じる（図4-2のb）．
・事故などによる強度の歯の打撲
　転倒やボールがぶつかったなどの事故によって強度に歯を打撲した際，

a：根管用器具による根尖部歯周組織の傷害
b：根管充填用ポイントの根尖孔外への突出
c：事故等による強度の打撲
d：外傷性咬合による根尖部歯周組織の咬合性外傷
e：根管側壁からの穿孔による根尖部歯周組織の傷害

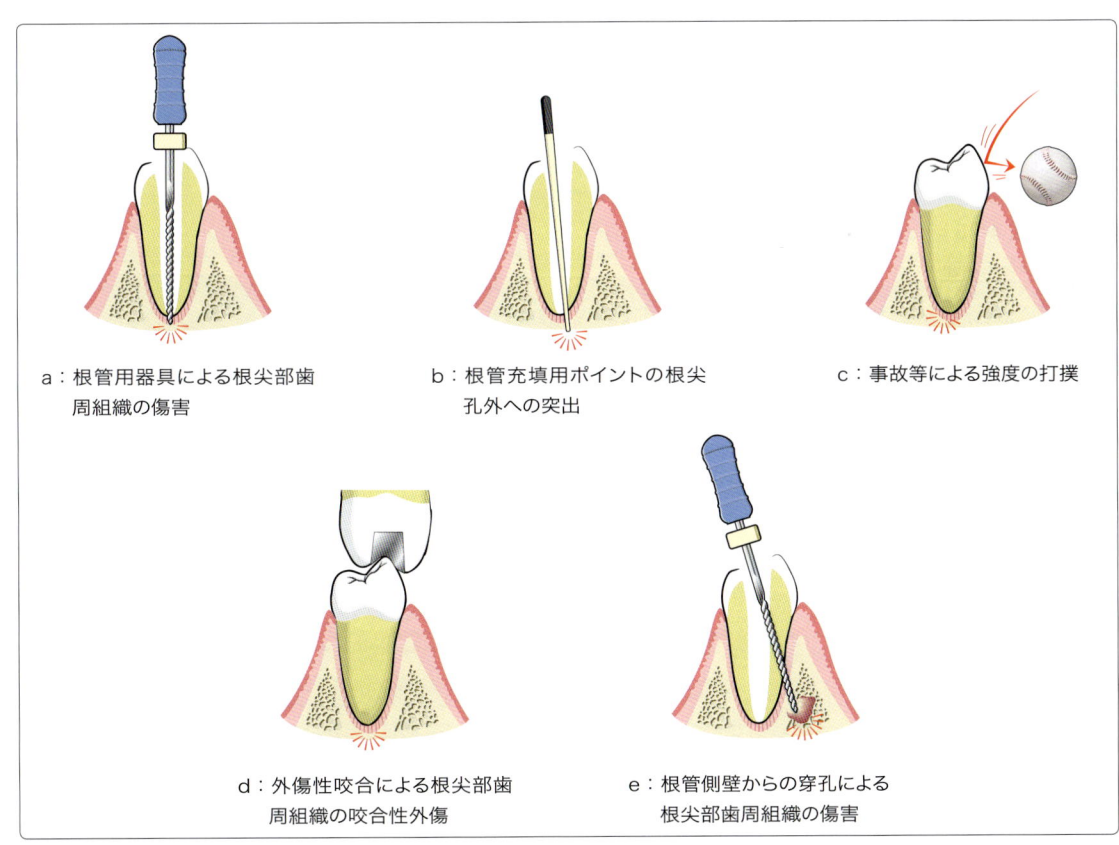

図4-2　根尖性歯周組織疾患の物理的原因

根尖部歯周組織が傷害されて炎症を生じる．打撲の程度によっては根尖孔部で歯髄への脈管・神経などが断裂して，歯髄への栄養の供給などができなくなり，歯髄壊死が生じることがある（図4-2のc）．
・外傷性咬合による根尖部歯周組織の咬合性外傷
　歯列不正などによって歯が早期接触するような場合や，歯冠修復物の咬合高径が不適切に高い場合などには，当該歯の根尖部歯周組織は負担過重となり傷害を生じる（図4-2のd）．
・根管側壁からの穿孔による根尖部歯周組織の傷害
　湾曲根管の場合など，根管用小器具によって根管側壁を穿孔し，根尖部歯周組織を傷害して炎症を生じさせることがある（図4-2のe）．

②化学的原因
・根管清掃剤の根尖孔外への溢出
　根管洗浄時に，根管清掃剤として強アルカリ性で有機質溶解作用を有する次亜塩素酸ナトリウムを用いた場合，薬剤を根尖孔外へ押し出すと根尖部歯周組織が強く傷害される（図4-3のa）．
・根管消毒剤の根尖孔外への溢出
　強力なタンパク質凝固作用を有する薬剤（ホルマリンクレゾールなど）や，腐食作用の強い薬剤（カルボールカンファなど）を根尖孔外へ押し出すと根尖部歯周組織が傷害される（図4-3のb）．
・根管充填剤の根尖孔外への溢出
　酸化亜鉛ユージノール系（キャナルス®など）の根管充填用セメントや，水酸化カルシウム・ヨードホルム系のビタペックス®のような糊剤が根尖孔外へ押し出されると，薬剤の化学的な刺激によって根尖部歯周組織が傷害される（図4-3のc）．

③細菌学的原因
　う蝕に継発して生じる歯髄疾患を放置すると，やがて歯髄は失活して歯髄壊疽に陥り感染根管となる．この感染根管内に存する壊疽歯髄や細菌あるいは細菌の産生する毒素・酵素などが，咬合時に圧がかけられた際など

> **外傷性咬合**
> 歯周組織の耐えうる限界を超えた過度の咬合力，あるいはそれが働くような状況のこと．咬合時の歯や歯肉の違和感，軽い咬合痛といった症状として認められる．
>
> **咬合性外傷**
> 外傷性咬合によって引き起こされる深部歯周組織（セメント質，歯根膜，歯槽骨）における傷害．歯根膜の変性や歯槽骨の吸収が生じる．
>
> **次亜塩素酸ナトリウム**
> ⇒ p.89参照
>
> **ホルマリンクレゾール**
> ⇒ p.90参照

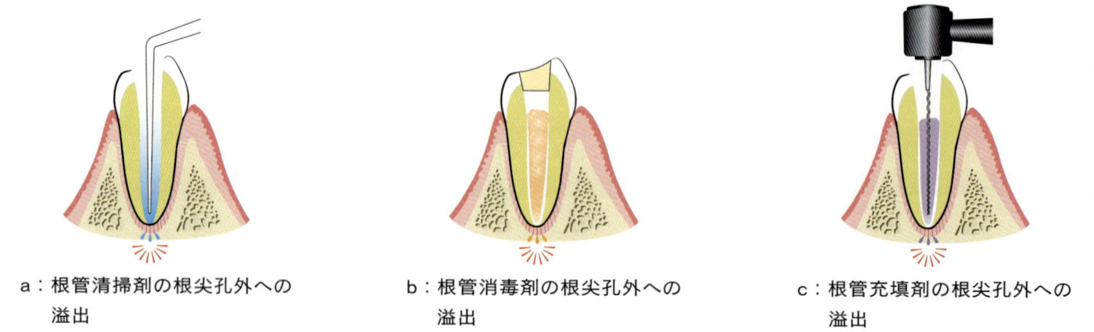

a：根管清掃剤の根尖孔外への溢出
b：根管消毒剤の根尖孔外への溢出
c：根管充填剤の根尖孔外への溢出

図4-3　根尖性歯周組織疾患の化学的原因

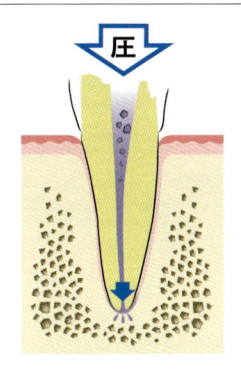

a：感染根管内容物の根尖孔外
　　への押し出し

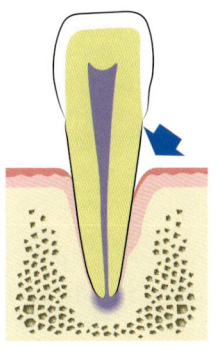

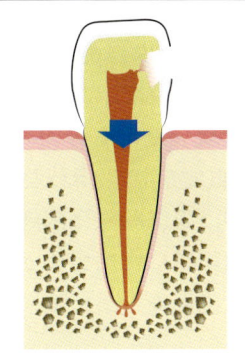

b：全部性化膿性歯髄炎の根尖
　　孔外への波及

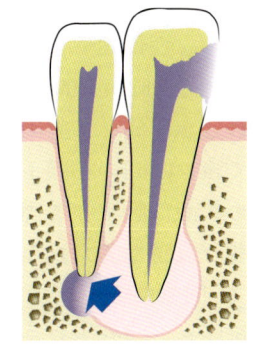

c：歯周ポケットからの感染

d：隣在歯の根尖病巣からの感染

図4-4　根尖性歯周組織疾患の細菌学的原因

に根尖孔外へ押し出されると，根尖部歯周組織には炎症が惹起されることになる（図4-4のa）．こういった感染根管内容物の根尖孔外への押し出しは，根管の機械的拡大・形成の際の不用意な器具操作によっても生じる場合がある．

　また，一部性の化膿性歯髄炎が全部性に及ぶとその細菌学的な要因が根尖孔外へ波及して根尖部歯周組織へ炎症が及び，いわゆる"歯根膜炎"を起すことがある（図4-4のb）．

　さらに歯髄疾患が生じる場合と同様に，歯周ポケットからの感染や，隣在歯の大きな根尖病巣からの感染によって，根尖部歯周組織へ炎症が及ぶこともある（図4-4のc, d）．

＜全身的原因＞
　まれにではあるが，菌血症や敗血症を起した際に，全身の血行を介して細菌が根尖部歯周組織に伝播し，根尖性歯周組織疾患として発症することがある．これは，アナコレーシスの結果とも考えられる．

（2）経過
　根尖性歯周組織疾患が発症するのは，局所的原因からである場合が多い

根尖病巣
歯根根尖部にできた病巣の総称．膿瘍，肉芽腫，嚢胞などがある．

菌血症
第一次病巣から一時的に血液中に細菌が移行する場合で，菌は血液中で増殖しない．

敗血症
末梢血中につねに菌が見いだされ，さらに血中で菌が増殖する全身感染症．予後は不良．

アナコレーシス
ギリシャ語で隠れ家の意味．血流に乗った細菌などが，炎症の存在する部位に優先的に集まる現象をいう．

が，過高径の歯冠修復物など単に物理的刺激のみの場合，根尖部歯周組織には単純性の炎症が発症する．この場合炎症の程度は，加えられた刺激が大きいほど重篤になるが，一般に症状は軽度で自発痛を伴うものは少なく，歯の挺出感や咬合痛の出現程度のものが多い（急性単純性根尖性歯周炎）．したがって，刺激が弱く自覚症状を伴わないものを慢性単純性根尖性歯周炎と区別すべきであるが，臨床診断は困難である．

　何らかの経路から根尖部歯周組織に細菌感染が起こると，細菌性刺激の強弱に応じて急性化膿性根尖性歯周炎，または慢性化膿性根尖性歯周炎が発症する．

　急性化膿性炎症を起こしている根尖部歯周組織に弱い刺激が持続的に作用し続けると，一般的に炎症は慢性化して慢性化膿性根尖性歯周炎となる．

　一方，刺激が強く作用すると，急性化膿性根尖性歯周炎は進展して根尖部に歯槽膿瘍を形成する（膿の形成）．貯留した膿は通常は出口を求めて骨内から骨膜下に至り，骨膜下膿瘍を形成して歯肉は腫脹する．さらに炎症が進展すると骨膜は破壊されて膿は歯肉の粘膜下へ移行して拡散し，歯肉の腫脹はさらに増す．このため顔面は腫脹して周囲には浮腫がみられるようになる．ついで粘膜下へ拡散した膿はふたたび集まって膿瘍を形成し，患部には波動を触れるようになる（歯肉膿瘍の形成）．最終段階ではこの膿瘍は自潰あるいは切開されて排膿し，瘻孔となる．瘻孔が形成されて常時外界へ至る膿の出口が形成されると，炎症は鎮静化して慢性へと移行する（慢性化膿性根尖性歯周炎の成立）．

　しかし急性化膿性根尖性歯周炎を発症した患者に抵抗力がなかったり，抗菌薬の効果が認められず，炎症の局所へさらに細菌性の刺激が加わったりした場合，炎症は重篤化し，骨内における炎症が骨髄へ波及して顎骨骨髄炎を生じたり，顎骨周囲炎や，蜂窩織炎を引き起こしたりして，患者が重篤な状態に陥ることがある．この場合，さらに状態が悪化すると敗血症を生じて患者の生命が危ぶまれることもある．

　一方，慢性化膿性根尖性歯周炎が放置されると，炎症は徐々に拡大する．また，慢性肉芽性根尖性歯周炎（歯根肉芽腫あるいは歯根囊胞）に移行することがある．さらに患者の抵抗力が低下したり，抗菌薬が効かなかったりして局所の細菌数が急激に増えたような場合には，炎症は急性に転じて（急性発作）フェニックス膿瘍を生じることがある（図4-5）．

2）感染根管と根尖性歯周組織疾患との関連

　感染根管とは，一般に，失活歯において歯髄が壊死した状態から細菌の感染によって壊疽に陥った状態，あるいはう蝕などにより髄室の天蓋が破壊されて歯髄腔が口腔内に暴露され細菌や食物残渣などによって汚染された状態，また不良・不完全な根管充塡により根管内が細菌などによって汚染された状態をいう．

浮腫
組織液が皮下または粘膜下の組織間隙に過剰に貯留した状態のこと．

波動を触れる
化膿性炎症の終末に膿が粘膜下あるいは皮下へ集積した際，炎症局所の上下左右などから手指などで押すと感じられる，波を打つような独特の液体状の貯留感のある触診状態をいう．

瘻孔
組織内部から粘膜または皮膚面へ通じている管状の組織欠損を瘻といい，その開口部を瘻孔という．化膿性炎の場合，膿汁の排出路としてできる．

蜂窩織炎
急性の化膿性炎が疎性結合組織内にびまん性に広がっている状態．膿は貯留せず，浸潤性，散在性に膿巣が出現する．歯科領域では口腔底蜂窩織炎がある．

フェニックス膿瘍
慢性の状態からしばしば急性転化して，不死鳥のように繰り返し急性化膿性炎症を起こす病巣のこと．

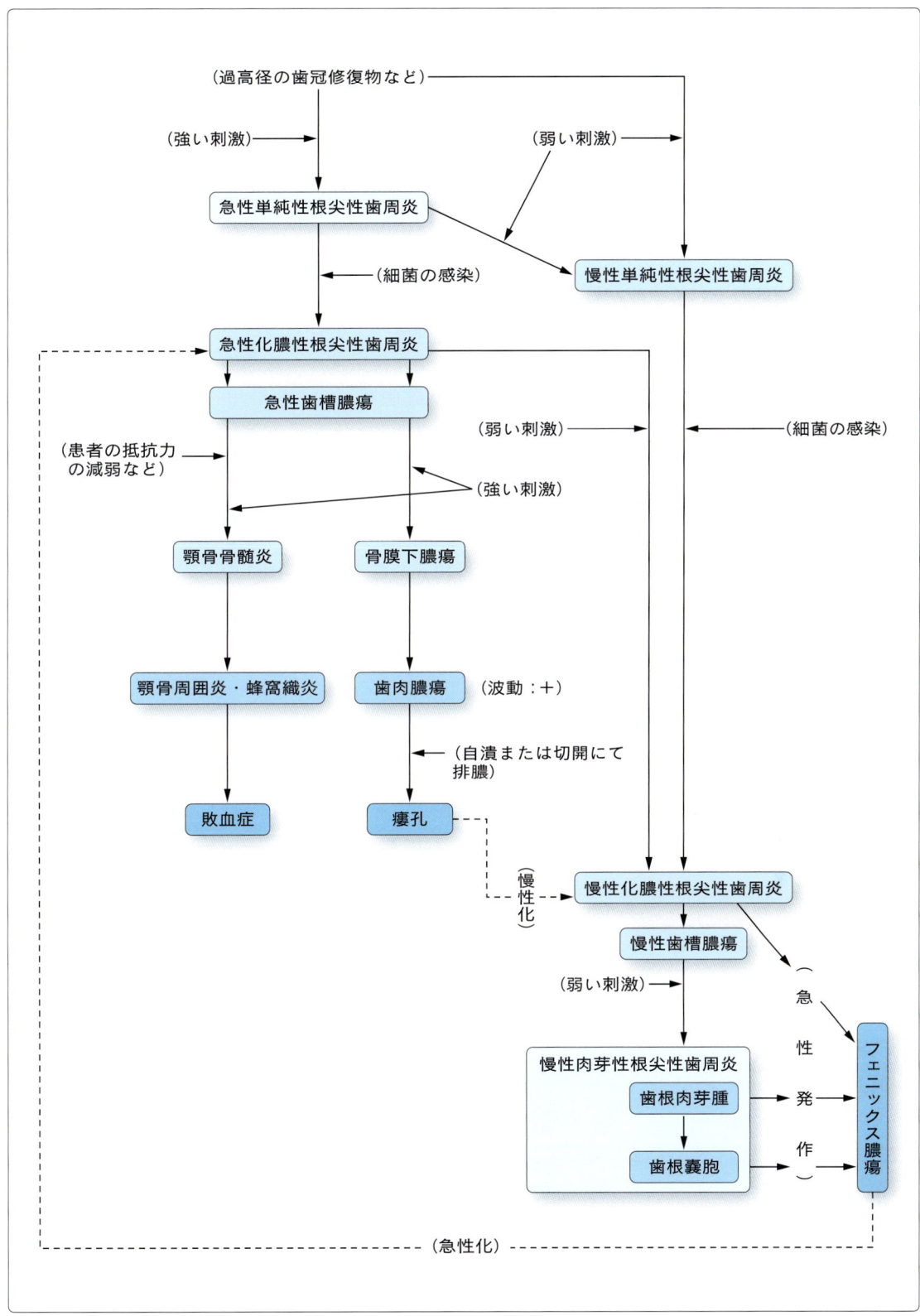

chapter 4 根尖性歯周組織疾患の概要と治療法

図 4-5 根尖性歯周組織疾患の原因と経過（各病態の関係）

感染根管となった歯の根尖孔から，感染根管内容物，すなわち種々の細菌性の刺激物質などが根尖部歯周組織へ漏出するとその部に化膿性の炎症が惹起される．これが根尖性歯周組織疾患を引き起こす最大の原因である．

感染根管内には，一般に生活組織がないため，生体の防御反応・治癒機転も働かない．すなわち感染根管には自然治癒は望めないので，根尖性歯周組織疾患を未然に防ぐためにも，感染根管を有する歯は積極的に治療されねばならない．

根尖性歯周組織疾患の最大の原因である感染根管内容物の除去が行われず，感染根管が放置されて治療が行われないと，感染根管は消滅せず存在し続け，患歯の歯根膜および歯槽骨といった歯周組織は根尖部から破壊されて患歯は支持を失っていく．エックス線的には次第に根尖部から透過像が認められるようになり，この透過像すなわち根尖部歯周組織の病巣（根尖病巣）は時間の経過とともに増大する．根尖病巣の増大につれて，次第に生体側ではあたかも患歯を非自己と認識するかのように，これを排除する機転が働き，最終的に患歯は生体から切り離され，脱落する方向へ向かう．

（1）感染根管の原因

感染根管を生じる原因は，歯髄を傷害し壊死に至らしめるような種々の因子である．感染根管は歯髄疾患の継発症として生じることが多く，歯髄疾患の場合と同じく，その発症には局所的であれ全身的であれ，細菌学的要因が大きく影響する．

＜局所的原因＞

①う蝕

う蝕は細菌の感染症としての側面を持つ．慢性の象牙質う蝕にみられるう蝕円錐のように，う蝕病巣には多くの細菌が存在し，その直接あるいは間接的影響によって歯髄は壊死し，歯髄壊疽に至る（図4-6のa）．

②歯髄疾患

歯髄疾患が進展し，不可逆性の歯髄炎などに移行すると，やがて歯髄は失活して歯髄壊死あるいは歯髄壊疽となる（図4-6のb）．

③歯の外傷

外傷による歯冠部の亀裂や実質欠損からのマイクロリーケージによって，歯髄は感染し失活して歯髄壊疽となる（図4-6のc）．

④コロナルリーケージ

いったん歯内治療が終了した歯の歯冠側から何らかの原因で細菌やその産生物などが漏洩してくることによって，根管内が再汚染されることがある（図4-6のd）．

⑤局所の循環障害

歯髄における石灰変性などの退行性の変化や，象牙粒などによって歯髄内に循環障害が生じ，歯髄が壊死することがある（図4-6のe）．

マイクロリーケージ
持続的に起こる微小漏洩のこと．

コロナルリーケージ
歯冠側から根管への微小漏洩のこと．一般に歯内治療が終了した既根管充填歯への歯冠側からの再汚染を指す．

象牙粒
象牙質瘤，歯髄結石ともいう．歯髄内にみられる象牙質の塊のこと（⇒p.19，131参照）．

chapter 4　根尖性歯周組織疾患の概要と治療法

a：う蝕

b：歯髄疾患

c：歯の外傷

d：コロナルリーケージ

e：局所の循環障害

f：慢性歯周炎

g：隣在歯の根尖性歯周炎

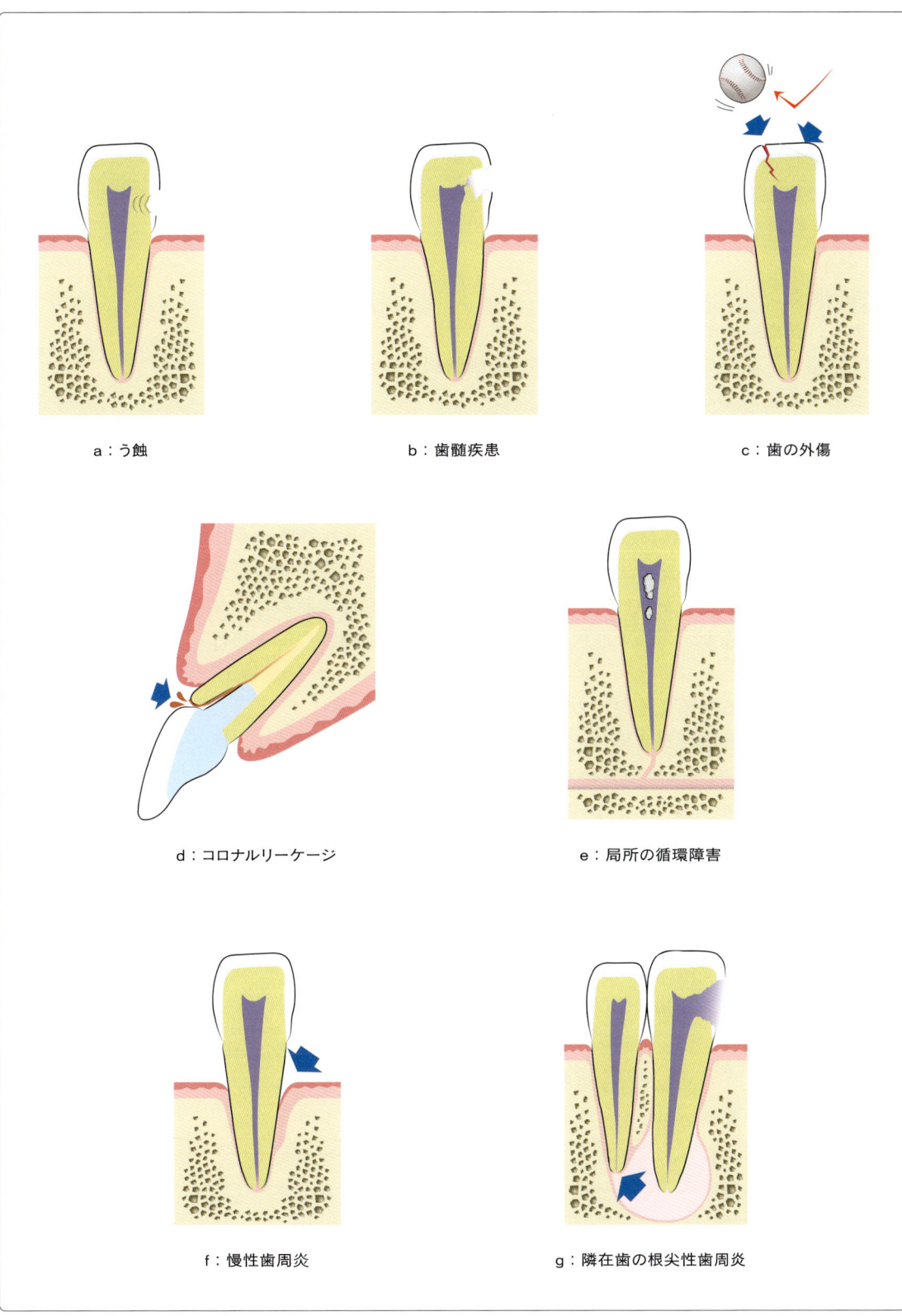

図4-6　感染根管の原因

⑥慢性歯周炎

　慢性歯周炎が進行すると，いわゆる深い"歯周ポケット"から根管側枝，髄管や根尖孔を介して歯髄に感染が生じ，上行性（上昇性）歯髄炎を起して歯髄壊疽が生じることがある（図4-6のf）．

⑦隣在歯の根尖性歯周炎

　隣在歯の根尖性歯周炎が拡大すると，根尖孔や根尖分岐から歯髄に感染が生じ，上行性（上昇性）歯髄炎を起こして歯髄壊疽が生じることがある（図4-6のg）．

＜全身的原因＞

　まれに，菌血症や敗血症，アナコレーシスなどによって，血行を介して歯髄が感染し，歯髄炎を起こして歯髄が壊死し歯髄壊疽に陥り，感染根管が形成されることがある．

（2）感染根管の内容物

　感染根管内には種々の細菌と，細菌の産生物や，歯髄の壊死片，壊疽物質，剥離した粘膜上皮および食物残渣などが存在する．

　一般に感染根管内には口腔内常在菌を主としたさまざまな細菌が存在し，混合感染の様相を呈する．通常"感染根管"の状態とは無症状に経過している場合を指すことが多いが，なかには打診痛や違和感を認めたり，急性転化して自発痛などの臨床症状を呈し，根尖性歯周組織疾患へと移行していくものなどさまざまなケースがあり，ケースによっては感染根管内から分離されてくる細菌に差が認められる．

　近年では嫌気培養技術が進歩し，以前は確認が困難であった偏性嫌気性菌（いわゆる嫌気性菌）が感染根管から分離されるようになった．無症状に経過してきた感染根管からは，嫌気培養技術を用いた根管内細菌検査によっても細菌が検出されないケースもあるが，多少なりとも臨床症状が認められるケースからは100％細菌が検出される．

　無症状に経過してきた感染根管からは，嫌気性菌と通性嫌気性菌はほぼ同じ比率で分離される．分離菌種としては通性嫌気性菌ではグラム陽性球菌であるレンサ球菌，腸球菌，ブドウ球菌などが高頻度に分離される．嫌気性菌ではグラム陽性球菌であるペプトストレプトコッカス，グラム陽性桿菌であるプロピオニバクテリウム，アクチノマイセスなどが優勢に分離される．

　急性転化して自発痛を伴うケースからは，ペプトストレプトコッカス，プロピオニバクテリウム，アクチノマイセス，グラム陽性桿菌のオイバクテリウム，グラム陰性桿菌のプレボテラ，フゾバクテリウムなど嫌気性菌の分離比率が高い（表4-1）．

　一方，歯髄の壊死片，壊疽物質，剥離した粘膜上皮などは自己融解したり，細菌の産生する酵素によって細胞膜が破壊されたりタンパクが分解されたりして，遊離アミノ酸類，アミン類，アンモニア，硫化水素，メルカ

偏性嫌気性菌
エネルギー産生に酸素を必要とせず，酸素が有害物質となりうる微生物．

通性嫌気性菌
環境に酸素があってもなくても発育増殖するが，酸素があればこれを利用して発育が良好となる細菌．

表4-1 感染根管に存在する種々の微生物

細菌			
通性嫌気性菌			
	レンサ球菌	グラム陽性球菌	う蝕病原菌ミュータンスが属す
	腸球菌		耐性菌VREが属す
	ブドウ球菌		多剤耐性のMRSAが属す
	乳酸桿菌	グラム陽性桿菌	*Candida*と相性が好い
偏性嫌気性菌			
	Peptostreptococcus	グラム陽性球菌	いわゆる嫌気型のレンサ球菌
	Actinomyces	グラム陽性桿菌	通性嫌気性の菌もある
	Eubacterium		*Actinomyces*と類似の形状を示す
	Propionibacterium		肉芽組織に認められる
	Prevotella	グラム陰性桿菌	一部は黒色色素やグリコカリックスを産生する
	Fusobacterium		独特の臭気を持つ
	Porphyromonas		歯周病原細菌*gingivalis*が属す
真菌			
	Candida		乳酸桿菌とともに検出されることが多い

プタン，ポリペプチド，および可溶性のタンパク質になる．さらにこれらの分解産物は，インドールやスカトール，インディカンなどの悪臭有害物質に分解される．

感染根管に存在するこれら起炎性・有害性を有する内容物が，根尖孔などを介して根尖部歯周組織に影響を与えると，根尖性歯周組織疾患が惹起される．

> **トピックス**
>
> 近年，難治性の根尖性歯周組織疾患について，根尖部における『バイオフィルム感染症』という考え方がでてきた．根尖部に細菌を残存させたままでおくと，細菌塊が形成されることがある．これがいわゆるバイオフィルムで，バイオフィルム内では細菌は自分たちが産生した菌体外多糖(EPS)に埋まりこんだような状態で生活し，あたかも多細胞生物のようなコミュニティーをつくる．さらにこの細菌のなかにEPSとしてグリコカリックスを産生する細菌が存在すると，増殖した細菌の周囲にグリコカリックスが張り巡らされたバイオフィルムが形成され，これによって細菌は好中球などによる貪食に抵抗し，組織侵襲性を得て，抗生物質に対する抵抗性をも獲得し，当該菌の根尖性歯周組織疾患は難治化する．

VRE
バンコマイシン耐性腸球菌(バンコマイシンが効かない腸球菌)．バンコマイシンはグラム陽性菌に対して有用な抗生物質で，MRSAに対する唯一有効な抗生物質といわれる．VREの耐性の遺伝子がMRSAに受け継がれると有効な抗生物質がなくなり，院内感染に対して打つ手がなくなる．

MRSA
メチシリン耐性黄色ブドウ球菌．抗生物質の効かない院内感染の原因菌として問題となっている．

グリコカリックス
一部の細菌が菌体外に出す多糖のこと．バイオフィルム感染症に関連する．細菌塊にグリコカリックスが産生されると宿主の食作用が及びにくくなり，抗生物質に対する抵抗性を得て，細菌は生きながらえ，感染は慢性化する．

バイオフィルム
菌体とその産生する菌体外多糖(EPS)によって形成される膜用構造物．とくに珍しいものではなく，お風呂の排水溝や台所の流し，三角コーナーの生ゴミ入れなどにヌルヌルした付着物として認められる．近年では血管内留置カテーテルや経鼻送管された栄養チューブ，人工呼吸器などの表面にもバイオフィルムの形成が認められ，これに起因する感染症が問題になっている．

(3) 感染根管の臨床症状

感染根管は通常無症状に経過して歯の変色以外にはとくに臨床症状は認められない．しかし，咀嚼圧などによって感染根管内容物が歯根膜を刺激して組織に傷害的に作用した場合は，根尖性歯周組織疾患同様の臨床症状が現れる．

感染根管は，歯髄壊死のまま細菌の感染を受けない状態であれば，長期経過してもほとんど臨床症状を生じない．歯髄の壊死物質の影響で，歯に変色や挺出感が生じる程度である．しかし，壊死歯髄に細菌感染が生じると，細菌によって産生される組織破壊に関連する種々の酵素群の影響で，細胞膜が破壊されたりタンパク質が分解されたりして歯髄壊疽が生じる．そのため，感染根管内容物は著しく組織為害性を強め，その細菌学的刺激や生化学的刺激が根尖部歯周組織に作用すると局所にさまざまな傷害を及ぼし，種々の臨床症状が出現する．臨床症状としては，歯に違和感や挺出感，咬合時の鈍痛が，また当該歯の歯肉に圧痛などが認められる．

強い組織為害性を有する感染根管内容物がさらに根尖部歯周組織へ作用すると，同部に急性の炎症(急性根尖性歯周炎)が惹起され，自発痛，咬合痛，根尖部の腫脹・圧痛，顎下リンパ節の腫脹・圧痛など，種々の臨床症状がみられるようになる．これら臨床症状は根尖孔などから漏出する刺激の量と質，および患者の全身状態などによって，さまざまに変化する．強い組織為害作用を有する感染根管内容物が大量に局所に押し出され，患者の抵抗力が減弱したような場合には，高熱や全身倦怠感を伴ったりして，臨床症状もさらに重篤なものになる．

(4) 感染根管の継発症

感染根管が成立して時間が経過するうちに，感染根管内容物はその質の変化などによって根尖部歯周組織に傷害的に働いて局所に炎症を生じさせるようになる．これらの炎症は急性症状を伴う急性炎症(急性根尖性歯周炎)と，何ら症状を伴わない慢性炎症(慢性根尖性歯周炎)に分けられる．

①急性根尖性歯周炎

一般に急性炎症は感染根管内容物が根尖孔から根尖部歯周組織へ急激に押し出された際などに生じる．押し出された感染根管内容物の刺激によって，最初に歯根膜が傷害され炎症を起こす．ついで歯槽骨に炎症の主体は移り，歯槽骨内に膿の貯留をみる歯槽膿瘍が生じる．膿瘍が拡大すると炎症の主体は骨膜を破って歯肉粘膜へ移行し，歯肉膿瘍を形成する．一般に歯肉膿瘍は自潰して瘻孔(内歯瘻)を形成し(図4-7)，炎症は慢性の経過をたどる．

しかし，押し出された根管内容物に含まれる有害刺激物質の質と量，および生体側の抵抗性のいかんによっては，顎骨深くに炎症が進展し，顎骨のみならず広く周囲組織まで傷害されて，顎骨骨髄炎から顎骨周囲炎や蜂窩織炎へ移行し，さらには敗血症を継発して重篤な状態に至ることもある．

内歯瘻と外歯瘻
歯性化膿性炎のために生じた歯瘻をいう．瘻孔が口腔内にあるものを内歯瘻，口腔外の皮膚面に生じたものを外歯瘻という．

顎骨骨髄炎
炎症の中心が顎骨骨髄にあるもの．解剖学的に下顎骨に多く発現する．全身症状も著しい．

顎骨周囲炎
炎症が顎骨の周囲結合組織の間に波及したもの．もっとも多いのが口底炎．

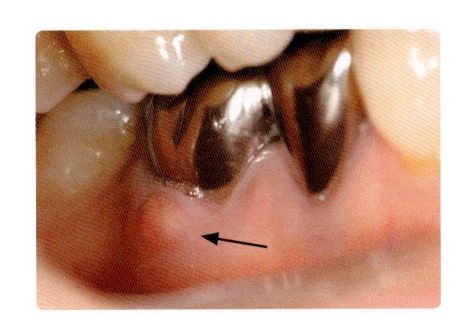

図4-7 下顎右側第一大臼歯の内歯瘻

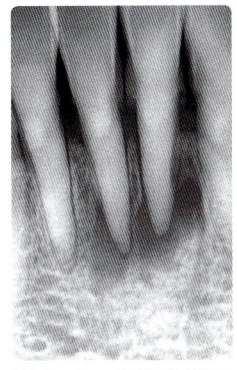

図4-8 下顎左側中切歯および側切歯の歯根肉芽腫

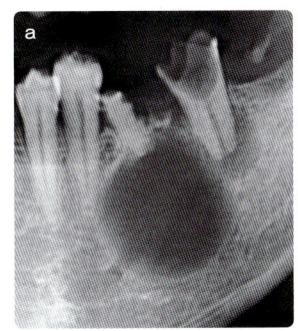

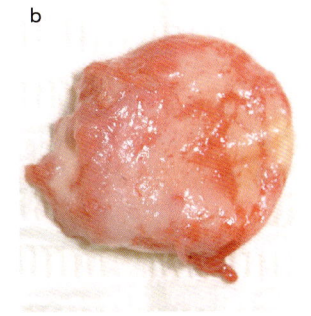

図4-9 a：歯冠が崩壊した下顎左側第一大臼歯の母指等大の歯根嚢胞と同第二大臼歯の歯根肉芽腫．b：aの摘出された歯根嚢胞

②慢性根尖性歯周炎

　慢性炎症は一般に微弱な刺激が炎症の局所に徐々に加わることによって生じる．感染根管内容物から有害刺激物質が徐々に根尖部歯周組織に作用すると，とくに臨床症状が認められない慢性根尖性歯周炎（慢性歯槽膿瘍）が生じる．慢性歯槽膿瘍は長期経過するうちにやはりとくに臨床症状を示さない慢性肉芽性根尖性歯周炎（歯根肉芽腫，歯根嚢胞）に移行していく（図4-8，9）．

　また，急性根尖性歯周炎が慢性に経過して慢性根尖性歯周炎から同様の経過をたどることもある．

　慢性根尖性歯周炎のような慢性の病巣を放置すると，歯性病巣感染の原病巣となり，心疾患や腎疾患，あるいはその他の臓器疾患などを引き起こすことがあるため問題である．

3）根尖性歯周組織疾患の分類と臨床症状

　感染根管には免疫力が及ばないため，細菌は根管内に長く滞留し一部は根尖孔外へ漏出する．このため根尖周囲組織が根管内細菌の拡散を防ぎ排除するための生体防御の最前線となる．また，歯にかかる外力や根管を経由した物理化学的刺激によって惹起される場合もある．根尖性歯周組織疾

歯根肉芽腫
⇒ p.76参照

歯根嚢胞
⇒ p.76参照

歯性病巣感染
歯周病，根尖病巣などの原病巣があって，そこから離れた臓器に二次的な病変を起こす場合，こういった現象を歯性病巣感染という．関連性が報告されている全身疾患には脳梗塞や心筋梗塞，細菌性心内膜炎，掌蹠膿疱症などがある．

表4-2　根尖性歯周組織疾患の臨床的分類
　（1）急性単純性根尖性歯周炎
　（2）急性化膿性根尖性歯周炎
　　　①歯根膜期
　　　②骨内期
　　　③骨膜下期
　　　④粘膜下期
　（3）慢性単純性根尖性歯周炎
　（4）慢性化膿性根尖性歯周炎
　（5）歯根肉芽腫
　（6）歯根嚢胞

患を臨床的に分類すると**表4-2**のようになる．

（1）急性単純性根尖性歯周炎

　原因が細菌感染の場合は，漏出する根管内細菌が比較的少量であり化膿性炎に至るまでの初期の段階である．歯の打撲，過高な歯冠修復・仮封，およびリーマー・ファイルによる機械的刺激，また根管治療薬剤による化学的刺激などによって生じることが多い．

　歯の挺出感や咬合痛を訴えるものがほとんどで，自発痛を伴うものは少ない．根尖部歯肉，所属リンパ節の腫脹，圧痛はない．エックス線所見にも変化はない．

（2）急性化膿性根尖性歯周炎

　根尖孔からの根管内細菌の漏出が多量である場合，急性症状を伴って短時間のうちに炎症が拡大する．このときの経過はつぎの4つの時期に分けられる．

①歯根膜期（第1期）

　炎症は根尖部歯根膜に限局し，急性化膿性全部性歯髄炎に併発する場合もある．歯の挺出感，咬合痛，垂直打診痛があり飲酒，入浴時などには自発痛も認められる．

②骨内期（第2期）

　歯根膜期に適切な処置がなされないと炎症は歯槽骨内へと波及する．骨内という閉鎖環境で膿瘍形成を生じるため内圧が亢進して激しい拍動性疼痛を呈する．拍動性自発痛は温熱で痛みを増し寒冷で痛みが緩解するという歯髄炎末期に似た症状を呈することも特徴のひとつである．放散痛を生じるが患歯は挺出弛緩し咬合時に激痛をみるので急性化膿性全部性歯髄炎に比較して痛みの定位はよい．根尖部歯肉に発赤と圧痛をみるようになり，所属リンパ節も柔らかく腫脹し圧痛を呈する．全身的発熱や倦怠感を認めることもある．炎症の進行方向によっては歯性上顎洞炎や下顎骨骨髄炎に移行することもある．急性炎によって歯根膜のコラーゲン線維が分解

所属リンパ節
炎症部位や癌の原発部位からのリンパ液が直接そそぎ込むリンパ節で，体外から侵入する細菌その他の異種抗原がリンパ球に提示され，それに対する免疫反応を起こすなどの働きをする器官．

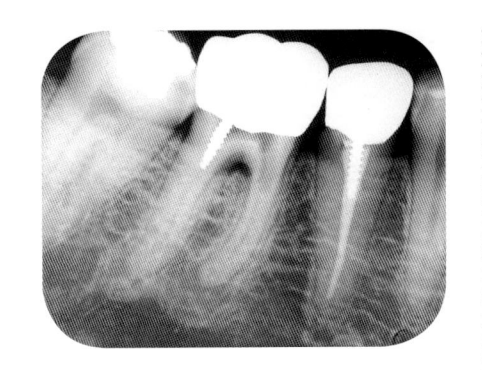

図4-10　エックス線写真潜伏期

され一時的に動揺がみられる．膿瘍はびまん性に拡延するためエックス線所見では透過像を示さず，歯根膜腔の拡大，白線の消失などがわずかにみられる程度である（エックス線写真潜伏期：図4-10）．

③骨膜下期（第3期）

　炎症がさらに拡延すると膿瘍は排膿路を求めて皮質骨を貫き骨膜下に移行する．膿瘍は骨膜を押し上げ根尖部歯肉に腫脹が現れ，圧痛が増大する．自覚的，他覚的症状がともに激しくなり，顔面の腫脹や浮腫が現れ左右の非対称を呈する．所属リンパ節の腫脹，圧痛も増大する．全身状態は疼痛のための食欲不振，不眠などによって悪化し発熱をみる．皮質骨に吸収が生じるとエックス線写真でも根尖部にびまん性の透過像がみられるようになる．

④粘膜下期（第4期）

　さらに強靱な骨膜が破れ膿瘍が粘膜下に達すると内圧が減じ疼痛は軽減する．しかし，粘膜の腫脹や顔面の浮腫は増大する．腫脹が限局し歯肉膿瘍が形成されると触診によって波動を触れる．この時期に切開排膿を行うと症状は著しく軽快する．しかし，放置すると自潰し瘻孔を形成し慢性炎へと移行する．

（3）慢性単純性根尖性歯周炎

　根管内細菌の根尖孔からの漏出がごく微量な場合に起こり，組織学的には慢性炎症像を示すが臨床症状はほとんど示さないため診断は困難である．過労時に軽度の咬合痛や違和感を示す程度であり，ふつうエックス線透過像は認めないが，わずかに歯根膜腔の拡大を示すこともある．慢性化膿性根尖性歯周炎の初期の位置づけで経過観察を行うのが通例である．

（4）慢性化膿性根尖性歯周炎

　急性化膿性根尖性歯周炎が自潰したり，慢性単純性根尖性歯周炎から移行した状態である．急性炎症が自潰した場合は瘻孔を示す．組織学的には骨吸収を伴う慢性炎症像を示すが，臨床的には自発痛・打診痛などの自覚症状はない．ふつう瘻孔やエックス線検査で発見される（図4-11, 12）．エックス線透過像は，限局性ながらやや境界不明瞭なびまん性の骨吸収像

波動を触れる
⇒ p.66参照

瘻孔
⇒ p.66, 72参照

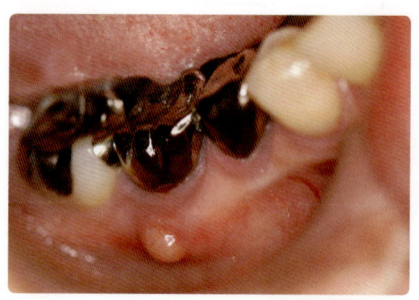

図4-11 下顎右側第一大臼歯頬側歯肉に出現した瘻孔

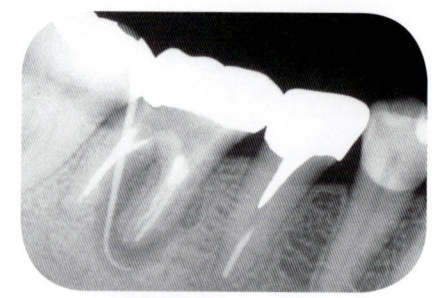

図4-12 瘻孔からガッタパーチャポイントを挿入してエックス線撮影
瘻孔が下顎右側第一大臼歯の近心根根尖部の病変に由来していることがわかる．

が認められる．急性化して急性化膿性根尖性歯周炎に移行することもある（フェニックス膿瘍）．

（5）歯根肉芽腫

慢性化膿性根尖性歯周炎の状態で根尖孔からの弱い刺激が長期間持続すると，生体防御反応として肉芽組織が形成される．組織学的には内・外層の2層の肉芽組織からなる（図4-8参照）．内層は幼若肉芽組織で外層は瘢痕化した線維性結合組織である．臨床的に自覚症状はほとんどない．エックス線所見は，限局性で境界明瞭な類円形の根尖部透過像を呈する．

（6）歯根囊胞

慢性化膿性根尖性歯周炎や歯根肉芽腫の状態で根尖孔からの弱い刺激が長期間持続すると，歯根膜に存在するマラッセの上皮遺残を増殖させ囊胞を形成する．肉芽組織に上皮が迷入すると上皮は増殖して肉芽組織を包囲し，包み込まれた組織は融解して空洞状態となる．その中に血漿成分が貯留し囊胞液となる．組織学的には上皮と内・外層肉芽組織の3層からなり，囊胞液にコレステリン結晶が認められるのが特徴である（図4-13）．臨床的に自覚症状はほとんどないが，囊胞が大きくなると他覚症状として

フェニックス膿瘍
⇒ p.66参照

マラッセの上皮遺残
ヘルトヴィッヒの上皮鞘が歯周組織の形成時に分断され歯根膜組織内に残存したもの．歯根囊胞の上皮組織の起源になるとされている．

コレステリン結晶
血漿成分由来の囊胞液が長期間滞留することによって，その中に含まれるコレステロール成分が結晶化したものをいう．囊胞液の特徴のひとつである．

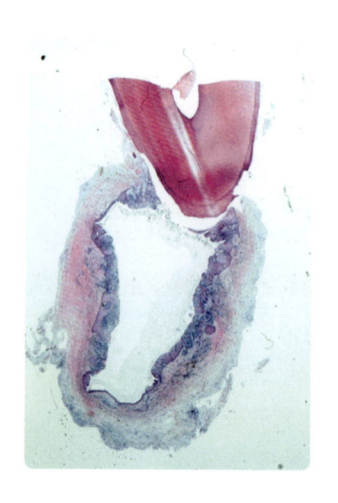

図4-13 **歯根囊胞**（大阪歯科大学口腔治療学講座・馬場忠彦先生より提供）

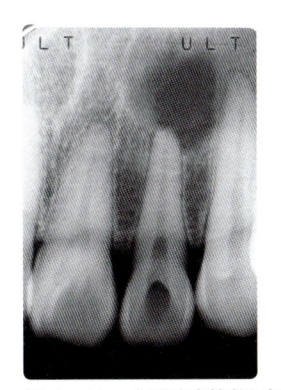

図4-14 上顎左側側切歯の歯根囊胞

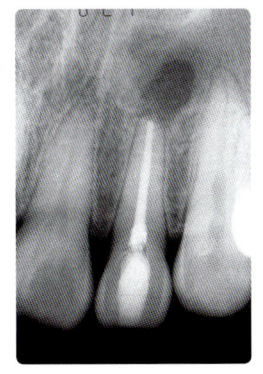

図4-15 感染根管治療と囊胞摘出により周囲骨の再生が認められる

表4-3 歯髄疾患と根尖性歯周組織疾患の鑑別診断

	歯髄疾患	根尖性歯周組織疾患
疼痛	限局性または放散性で鋭痛	限局性で鈍痛
定位	患歯の明示が困難	患歯の明示が容易
温度診	鋭敏	影響なし
打診反応	陰性か弱い	強いことが多い
挺出感	なし	あり
エックス線検査	正常なことが多い	根尖部に透過像を認める
歯髄電気診	陽性	陰性

触診で羊皮紙様感(音),打診で歯根振盪が認められる.エックス線所見では,境界明瞭な大きな類円形の根尖部透過像とその外側に白線を認める(図4-14, 15).

4)根尖性歯周組織疾患の検査法

根尖性歯周組織疾患の診断には,隣接する組織である歯髄と辺縁部歯周組織の疾患との鑑別が必要になることが多い.歯髄疾患と根尖性歯周組織疾患の臨床的鑑別を表4-3に示す.

辺縁部歯周組織の疾患との鑑別には,歯髄の生死や歯周ポケットの有無などで診断するが,両疾患が併発している歯内-歯周疾患も多く認められる.さらに分類された根尖性歯周組織疾患の診断を行うためには,つぎに述べるような各種検査法をときに応じて行い,総合的に診断を下す必要がある.

(1)問診

主訴,全身的既往歴,患歯の既往歴と現病歴などを患者に質問する.あらかじめ患者に問診表を記入してもらった場合でも,まずはイエス・ノーで答えられない形式の質問(開かれた質問)から始め,患者自身の言葉で説明してもらい,先入観にとらわれず患者の意図を推察することが重要である.

羊皮紙様感(音),歯根振盪

歯根囊胞が大きくなることによって唇(頰)側の骨壁が紙のように薄くなり,触診するとペコペコするような感触を受ける.これを羊皮紙様感(音)という.内容物が液体や流動性があるときに生じる.また,このような状態のときに打診を行うと,根尖部にその衝撃を触診できることがある.これを歯根振盪という.

①主訴
　患者がもっとも苦痛に感じている症状で，受診の主たる動機である．
②全身的既往歴
　血液疾患，心臓疾患，高血圧，糖尿病，アレルギー，局所麻酔の経験の有無とトラブルの有無，現在服用している薬物，妊娠，心臓ペースメーカー埋入の有無などについて問診を行う．また，院内感染を防ぐためB型肝炎ウイルス(HBV)，C型肝炎ウイルス(HCV)，メチシリン耐性ブドウ球菌(MRSA)などの感染症についてもプライバシーに配慮して問診を行う．

> MRSA
> ⇒ p.71参照

③患歯の既往歴と現病歴
　以前に患歯に歯科治療が施されている場合には，時期，症状および経過など既往歴を問診する．
　現病歴に関しては，徴候の発症時期と経過，痛みの程度と種類などを問診する．痛みは患者の自覚的感覚でありその表現はさまざまである．そのため痛みの程度と種類を客観的に判断することは困難であるが，患者それぞれの表現方法や表情の変化などから推察することが重要である．痛みに関してはつぎの項目を問診する．

- 自発痛の有無と種類：鋭痛，鈍痛，一過性，持続性，間欠性，放散性，限局性
- 誘発痛の有無と原因：温度的(冷熱，温熱)刺激，物理的刺激(咬合，擦過，食片圧入)
- 自分でどの歯が痛いかがわかるかどうか(痛みの定位の良否)．一般的に，患歯の明示は歯髄疾患では困難で，根尖性歯周組織疾患では容易とされている．

（2）視診
　他覚的症状を確認するためには視診がもっとも重要な診査となる．つぎのような項目を診査する．
　①う窩の大きさ
　②う蝕の色
　③露髄の有無
　④歯の変色，亀裂，破折，咬耗，摩耗
　⑤修復物の種類，状態
　⑥歯肉の発赤，腫脹，瘻孔，排膿
　⑦根管からの排膿，出血
　⑧顔貌の変化，顔色，腫脹

> 視診
> ⇒ p.36参照

（3）触診
　硬組織の触診は探針で行い，軟組織は手指で行う．つぎのような項目を診査する．
　①う窩の深さ
　②う蝕病巣の硬さ

> 触診
> ⇒ p.37参照

③露髄，歯髄腔との交通の有無
　④擦過痛の有無
　⑤根尖部歯肉の圧痛や腫脹部の波動の有無，羊皮紙様感(音)の触知
　⑥顎下リンパ節の圧痛や腫脹の有無

（4）打診

　歯を叩打して反応をみる診査でピンセットやデンタルミラーの後端を用いて行う．歯の長軸方向に槌打して調べるのを垂直打診といい水平方向のものを水平打診という．

　まず，対照歯となる健全歯を診査し，それと比較して患歯はどうかを患者に答えてもらう形式で行う．打診による痛みの有無(ひびくだけなのか痛みを伴うのか)，その痛みの程度を診査する．根尖性歯周組織疾患は垂直打診によく反応し，辺縁部歯周組織の疾患は水平打診に反応するといわれる．複根歯では各歯根ごとに垂直打診に対する反応を調べる必要もある．根尖性歯周組織疾患ではほとんどの場合，異常を訴えるが，歯髄疾患でも全部性炎の場合は反応する．

打診
⇒ p.37参照

（5）温度診

　根尖性歯周組織疾患では患歯への温度刺激に対しては反応を示さない．金属冠などで歯冠修復された歯は歯髄電気診が応用できないため，寒冷刺激によって歯髄の生死を診断することもある．

①冷刺激(－4℃～20℃)

　冷水，冷風，アイス・スティックなどで刺激する．反応があれば生活歯と判定できるが，死歯は判定できない．

②寒冷刺激(およそ－20℃)

　ドライアイス，冷エアゾール(パルパー)などで刺激し歯髄の生死を診断する(歯髄電気診と同じ)．

温度診
⇒ p.38参照

（6）歯髄電気診(EPT：electric pulp test)

　歯の表面から歯髄に電流を流し，誘発痛の有無によって歯髄の生死を判定する．電極導子は，歯面をよく乾燥した後，歯肉に電流が漏れないように唇頬側面の歯冠側1/3に置く．先に対照歯とした健全な反対側同名歯あるいは隣在歯を診査し，それと患歯を比較する(図4-16～18)．

＜歯髄電気診における注意事項＞
・電極導子は健全な歯質の上に置き，軟化象牙質や修復物の上に置いてはいけない．
・心臓ペースメーカーを埋入されている患者には行ってはいけない．
・歯髄の液化壊死(湿性壊死)に陥った症例のなかには，失活しているにも関わらず陽性を示す場合がある(弱い電流で鋭痛を訴えることはない)．また，複根歯では1根が歯髄壊死に陥っていても他根が有髄であれば閾値は上昇するが，陽性を示すので注意が必要である(偽陽性の見極め)．

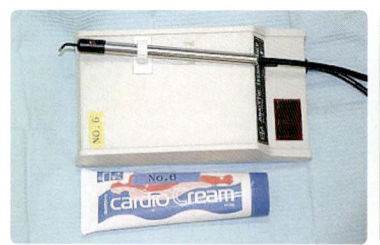

図4-16　電気歯髄診断器

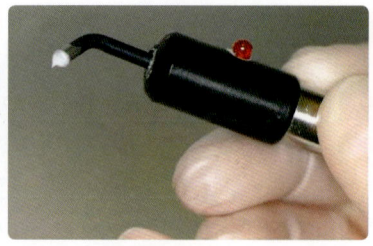

図4-17　電極の先にペーストを付けたところ

図4-18　⌊1の唇側面切端側1/3に電極を当てているところ

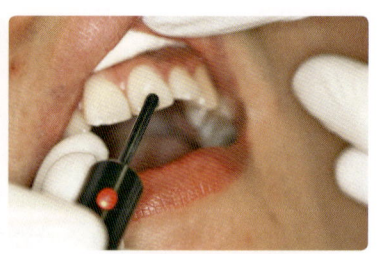

(7)歯周ポケット検査

辺縁部歯周組織の疾患との鑑別には必須の検査である．根尖性歯周組織疾患からの瘻孔が歯周ポケット内に開口したり，歯根の垂直破折や根管壁穿孔があるとき幅の狭い深い歯周ポケットが生じることが多い．根尖部まで到達するようなポケットの存在は歯の保存不可の診断材料となる．

(8)動揺度検査

急性化膿性根尖性歯周炎では一時的に動揺がみられる．前歯では歯科用ピンセットで歯をはさんで行い，臼歯では咬合面の窩溝にピンセットの先を押し付けながら行う．

動揺度検査
⇒p.39参照

(9)嗅診

髄室開拡時や感染根管治療時に根管内容物の腐敗臭(壊疽臭)の有無を診査する．根管治療の進行とともに綿栓の腐敗臭が軽減しているかも診査する．

(10)透照診

歯に強い光を当てることによって，隣接面う蝕や歯の亀裂の存在を診査する．

透照診
⇒p.36参照

(11)エックス線検査

根尖性歯周組織疾患の診断と治療に必須の重要な検査である．肉眼で見ることのできない歯の内部や根尖周囲組織が治療の対象となるため，術前のエックス線検査によってあらかじめ髄室の広さ，歯髄結石の有無，歯根の数，長さ，根管の太さ，湾曲の程度，根管内異物の有無，根尖病巣の大きさ，吸収の有無，歯根膜腔の幅，歯槽硬線の有無などの情報を得ることによって正しく診断が行え，適切な治療方針を立てることができる．術中には作業長の測定やガッタパーチャポイントの試適，術後には根管充填状態の確認のため行う．歯内治療の場合，口内法エックス線フィルムを用いて二等分法や平行法(図4-19)などの等長法で撮影するのが一般的である．根尖病変が大きい場合や顎骨全体を診るためにはパノラマエックス線撮影が適している．

近年，歯科用コーンビームCT撮影装置が開発され，根管の分岐や根尖

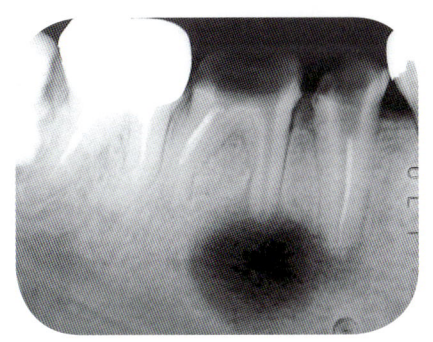

図 4-19 下顎右側第一大臼歯部歯根嚢胞のデンタルエックス線写真(平行法)

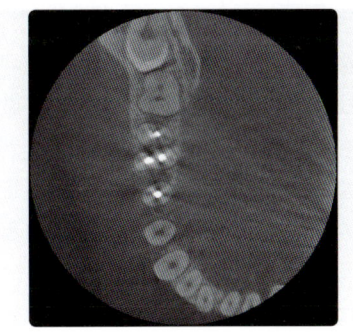

図 4-20 コーンビーム CT 画像

病変の広がりを三次元的に把握できるようになり，歯内治療に有用である（図 4-20）．

(12) 根管内細菌培養検査

感染根管治療後，根管内が無菌になったかどうかを客観的に確認する方法である．滅菌ペーパーポイントを滅菌生理食塩水で湿潤させた根管内に挿入して 1 分間放置し採取する．これを培地に投入し，37℃で48時間培養する．培地が混濁すれば，根管内に細菌が存在したことになる（図 4-21～23）．

歯科用コーンビーム CT

小型の歯科用に特化した CT で，歯や顎骨をいろいろな方向に薄く輪切りにした像(断層像)が得られ三次元的な観察が可能である．撮影時間は 1 回につき約17秒で医科用 CT より被曝線量が少ないという利点がある．

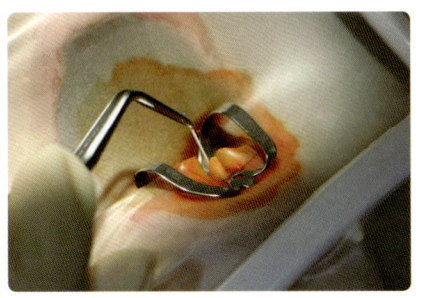

図 4-21 ペーパーポイントによる根管からの釣菌

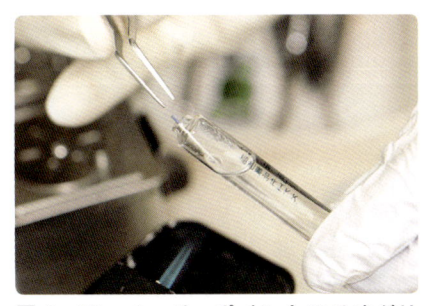

図 4-22 ペーパーポイントのチオグリコレート培地への投入：火炎上で行う

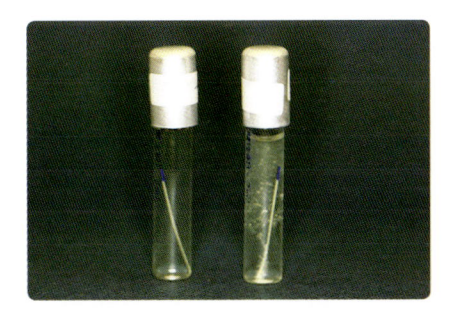

図 4-23 48時間後の陰性培地(左)と陽性培地(右)：混濁すれば陽性で，好気性菌は上層に，嫌気性菌は下層に発育する

4-2 根尖性歯周組織疾患の治療法

1）感染根管治療の基本的な考え方

　歯が死歯（失活歯）になると，根管内では根部歯髄組織が壊死する．そこに細菌が侵入すると壊死した歯髄組織を栄養源に細菌が増殖して歯髄組織の腐敗が進み，根管が細菌感染した，いわゆる感染根管となる．感染根管は多量の細菌と細菌由来の毒素，歯髄組織の分解産物などを含み，根管壁の象牙質，とくに象牙細管内にも細菌は侵入していく．感染根管内容物は根尖孔を通して歯周組織に漏れ出て，根尖性歯周組織疾患を引き起こす．

　感染根管治療では，原因の除去，すなわち根尖性歯周組織疾患を引き起こす原因となる刺激源を除去し，ふたたび根尖性歯周組織に刺激が加わることのない環境を根管内につくることで，疾患の治癒と再発の防止を目指す．①根管の十分な清掃と形成，②根管の消毒と無菌化，③根管の緊密な封鎖の3つを基本的な考え方として治療を進める．

　感染根管内容物と感染象牙質の除去は主に根管用小器具によって機械的に行う．機械的清掃時には根管清掃剤による化学的清掃を併用して，清掃効果を高める．根管清掃が十分進むと，根管が緊密に封鎖しやすいように根管の形態を整えていく．根管清掃が及びにくい根管側枝や象牙細管深部などに潜む細菌には，根管内の消毒を補完的に行うことで，根管内の無菌化に努める．根管内の環境が改善された歯は，根管を三次元的に緊密に封鎖し，根管内への口腔内細菌の再感染と根管内での細菌の増殖を防止する．

　処置が確実に行われれば，やがて根尖歯周組織には治癒が生じ，健全な根尖歯周組織と歯の機能とを維持することができる．

2）感染根管治療の基本的手順（図4-24）

（1）術前の準備

①患歯の診査・検査

　処置に先立って，まず患歯の診査・検査を的確に行い，感染根管治療の適応症であることを診断しなければならない．同時に，自発痛の有無，誘発痛の有無，患歯周辺歯肉の腫脹の有無，瘻孔の有無などさまざまな患歯の現症を把握しなければならない．また，次回来院時に初診時の診査・検査内容を比較することは非常に重要である．

②エックス線検査による患歯の把握

　歯髄腔や根管の形態（湾曲，長さ，歯軸方向，石灰化の程度，根管充填材の存在，根管内異物の存在），根尖歯周組織の状態など，視診では得られない情報を把握しておく必要がある．

③使用器具などの準備

　感染根管治療では，根管用小器具や薬剤などさまざまなものを使用する．滅菌，消毒できるものは確実にしておかなければならない．

エックス線検査
⇒ p.80参照

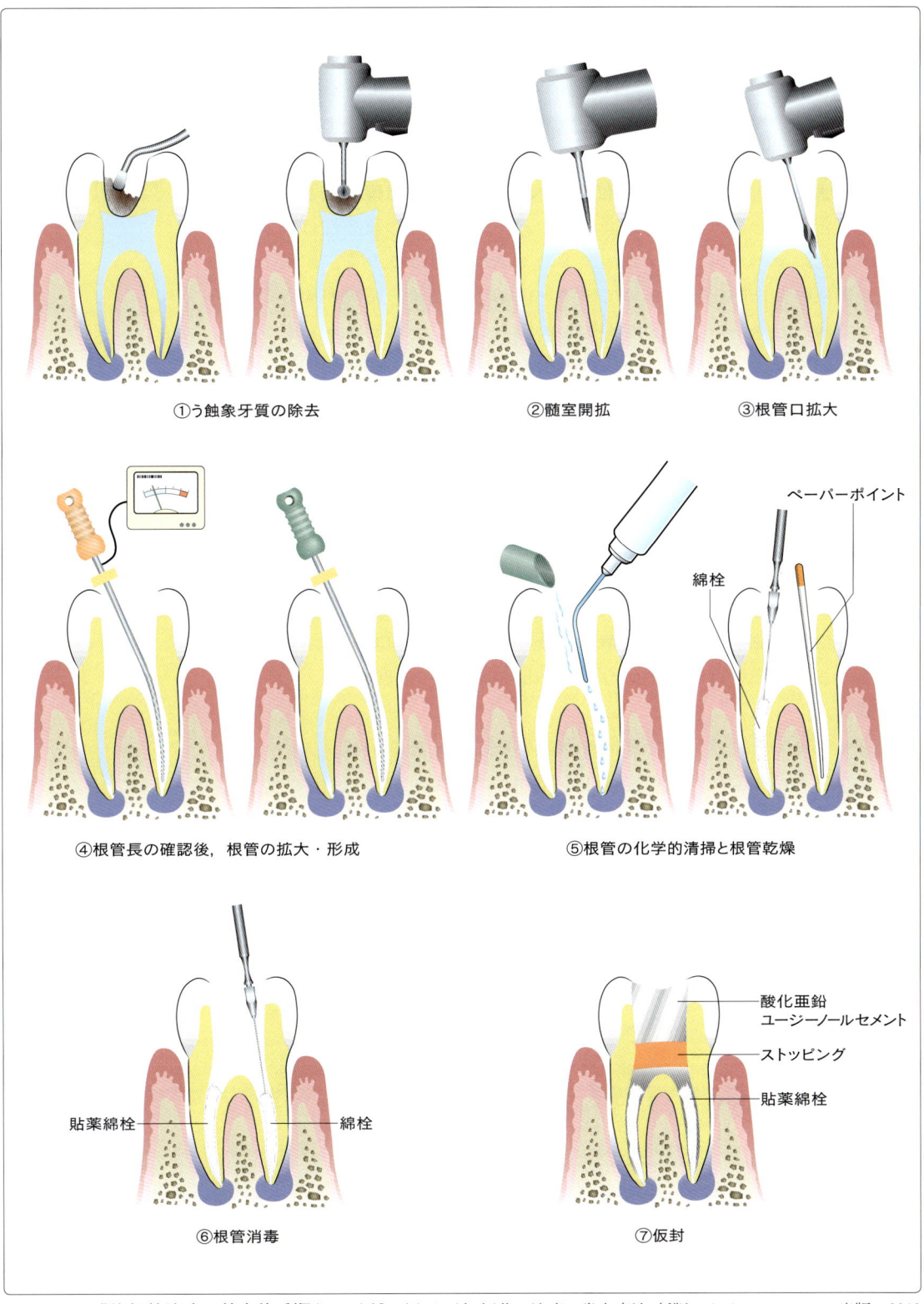

chapter 4　根尖性歯周組織疾患の概要と治療法

①う蝕象牙質の除去　　②髄室開拡　　③根管口拡大

④根管長の確認後，根管の拡大・形成　　⑤根管の化学的清掃と根管乾燥

ペーパーポイント
綿栓

⑥根管消毒

貼薬綿栓　　綿栓

⑦仮封

酸化亜鉛ユージノールセメント
ストッピング
貼薬綿栓

図4-24　感染根管治療の基本的手順(月星光博，福西一浩 編著：治癒の歯内療法 新版．クインテッセンス出版，2010を参考に作図)

（2）う蝕象牙質の除去

う蝕象牙質を残存したまま，根管処置を始めると，根管処置中にう蝕象牙質から根管内への感染や仮封材辺縁からの漏洩につながる．したがって，根管処置の開始前に完全にう蝕象牙質を除去する必要がある．

（3）ラバーダム防湿

感染根管治療では治療中の感染を防ぐ必要がある．治療が進むと根管内の環境改善が進むので，治療が進むにつれ，感染予防の重要性は高まっていく．また，ラバーダム防湿は治療中の感染予防だけでなく，器具の誤嚥防止，薬液の漏出防止にきわめて重要な役割を果たす．歯質が大きく欠損している歯などクランプの装着が難しい場合は，コンポジットレジンなどによる隔壁形成や，歯周処置や歯の挺出を行いクランプが装着できるようにする．

通常はラバーダム装着後に髄室開拡を行うが，ラバーダム装着後にタービンで歯を切削すると，歯軸が不明瞭になっており側壁を過剰に切削してしまうことがある．したがって，ラバーダム防湿が髄室開拡の障害となっているときは，髄室開拡後にラバーダム防湿を行うこともある．

（4）髄室開拡

髄室開拡とは，髄室天蓋を除去して歯髄腔を開放し，根管処置が行いやすいように髄室側壁を外開きに整えることである．髄室開拡は，前歯では舌側面から，臼歯では咬合面から行う（p.54の図3-29参照）．

＜術式＞

- ダイヤモンドポイントで窩洞を形成する（図4-25のa）．
- ラウンドバーで歯髄腔に穿孔する（図4-25のb）．
- 穿孔部からエキスプローラの有鉤部を入れ（図4-25のc），天蓋を確認しながらラウンドバーの肩部や先端のとがったダイヤモンドポイントで天蓋を除去する（図4-25のd, e）．

ラバーダム防湿
⇒ p.41参照

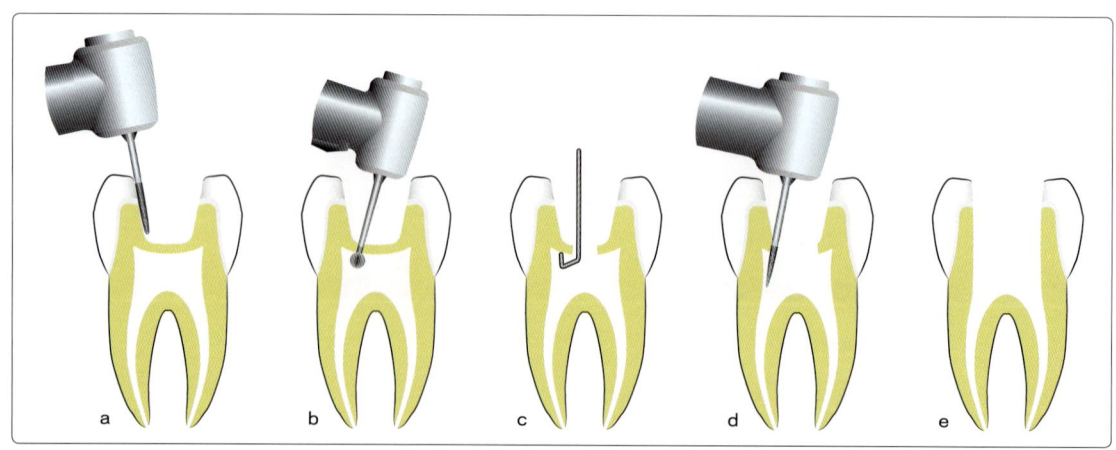

図4-25　髄室開拡の術式

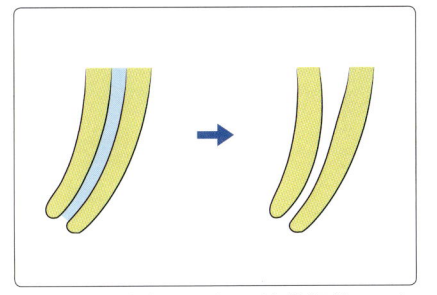

図4-26 未処置の細い湾曲根管（左）と根管口拡大後の根管（右）

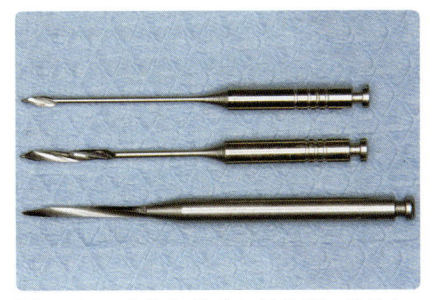

図4-27 上からゲイツグリデンドリル，ラルゴリーマー，ピーソーリーマー

（5）根管口の形成

　根管口の形成は，根管口を漏斗状に広げる操作である．狭窄根管や湾曲根管で重要な処置である．狭窄根管では根管内に器具が挿入しやすくなり処置が容易になる．湾曲根管では根管の湾曲度が小さくなるので，根管が直線化し，処置が容易になる（図4-26）．

　ゲイツグリデンドリル，ラルゴリーマー，ピーソーリーマー，ニッケルチタン製ロータリーファイルなどを使用する（図4-27）．

（6）根管長測定

　感染根管治療に限らず，根管治療では象牙-セメント境（生理学的根尖）まで処置を行う．根管長測定は歯内治療において欠かせないステップで，歯冠側の基準から生理学的根尖までの距離を把握することをいう．

　根管長測定には，以下の3つの方法がある．実際にはこれらの方法を組み合わせて根管長を決定する．

①術者の手指感覚による方法

　象牙-セメント境は根管の最狭窄部であるため，根管内に細いファイルを軽い力で挿入したとき，象牙-セメント境に近づくと抵抗感が生じる．その抵抗感の変化から象牙-セメント境を把握して，根管長を決定する．

②エックス線写真を応用する方法

　術前に撮影したエックス線写真からおおよその根管長を推測し，その根管長をマーキングしたファイルを根管内に挿入し，エックス線写真を撮影する．象牙-セメント境は，解剖学的（エックス線的）根尖から成人で約1mm，高齢者で約1.5mm歯冠側に存在する．そのことを考慮して術前に撮影したエックス線写真とファイル挿入時のエックス線写真から作業長を決定する．

③電気抵抗値を利用する方法

　口腔粘膜と歯根膜との間の電気抵抗値は，年齢，性別，歯種などを問わず6.5kΩと一定である．このことを利用して，口腔粘膜と根管内に挿入したファイルの先端との間の電気抵抗値を測定しながらファイルを進め，ファイルの先端が象牙-セメント境に到達したと思われるときのファイル

根管充填歯の再根管治療

臨床では一度根管治療を行った歯に根尖性歯周炎が生じ，ふたたび根管治療が必要となる症例もある．そのような歯の根管治療は既存の根管充填材を除去することから始める．ガッタパーチャ系根管充填材の溶解剤（下図：GPソルベント）を必要に応じて用いる．

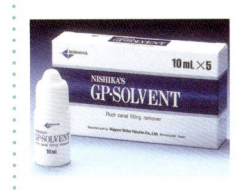

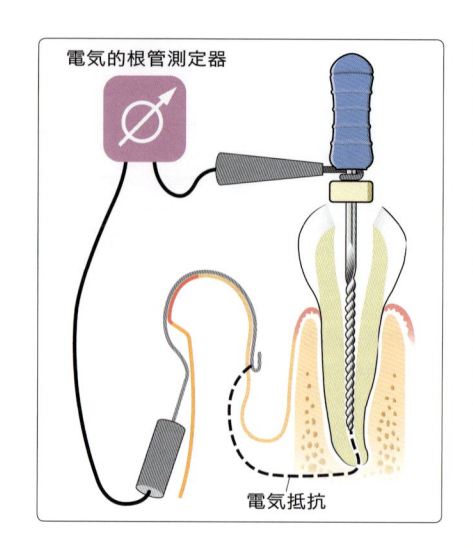

図4-28 電気的根管長測定器の作動原理を示す模式図(須田英明 総監訳：バイオロジーに基づいた実践歯内療法学．クインテッセンス出版，2007より引用)

の長さを測定し根管長を決定する(図4-28)．

(7) 根管の拡大・形成

　根管拡大とは，根管の機械的清掃のことで，腐敗した歯髄組織や細菌感染した歯質を機械的に切削除去することである．根管形成とは，根管充填を行いやすいように根管を機械的に切削して根管形態を整形していくことである．一般的に，根管拡大と根管形成の2つの処置は一連の処置の流れの中で行われるため，根管の拡大・形成とまとめられる．根管の拡大・形成，とりわけ根管拡大は根管治療の中でもっとも重要な処置で，根管治療の主体をなしている．

＜根管の拡大・形成用器具＞(図4-29, 30)

①リーマー

　ステンレススチールの鋼材をねじって作っている．以前は断面が正三角形の鋼材のみを使用していたが，現在は太いサイズは正三角形，細いサイズは正方形のものを使用している．リーミング操作で使用する．

②Kファイル

　ステンレススチールの鋼材をねじって作っている．以前は断面が正方形

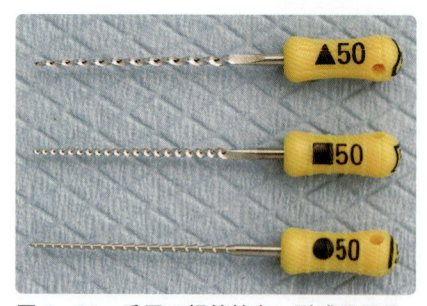

図4-29 手用の根管拡大・形成用器具
上から#50のリーマー，Kファイル，Hファイル．

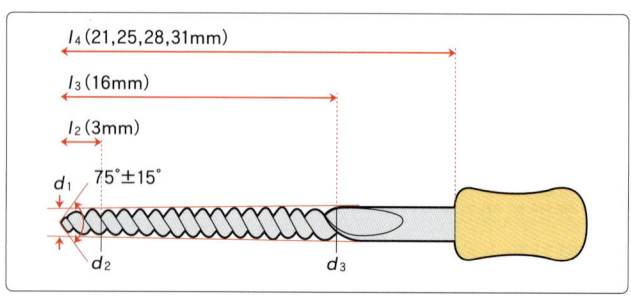

図4-30 リーマー，ファイルのISO規格

表4-4　ISO規格によるリーマー，ファイルのサイズとカラーコード

サイズ	色別(柄)	d_1(mm)	d_2(mm)	d_3(mm)
06	桃(橙)	0.06	0.12	0.38
08	銀(灰)	0.08	0.14	0.40
10	紫	0.10	0.16	0.42
15	白	0.15	0.21	0.47
20	黄	0.20	0.26	0.52
25	赤	0.25	0.31	0.57
30	青	0.30	0.36	0.62
35	緑	0.35	0.41	0.67
40	黒	0.40	0.46	0.72
45	白	0.45	0.51	0.77
50	黄	0.50	0.56	0.82
55	赤	0.55	0.61	0.87
60	青	0.60	0.66	0.92
70	緑	0.70	0.76	1.02
80	黒	0.80	0.86	1.12
90	白	0.90	0.96	1.22
100	黄	1.00	1.06	1.32
110	赤	1.10	1.16	1.42
120	青	1.20	1.26	1.52
130	緑	1.30	1.36	1.62
140	黒	1.40	1.46	1.72

ISOとは
ISOはInternational Standards Organizationの略で，工業製品を作る際に基準となる国際規格を策定する組織である．リーマーやファイルの規格もISO 3630で規定されている．

ANSI規格によるリーマーやファイルの規格
ANSIはAmerican National Standards Instituteの略で，アメリカの国内規格ではあるが，リーマーやファイルも規格されている．ANSIでは，ISO規格のd_1をd_0，d_2をd_3，d_3をd_{16}と表現している．

の鋼材のみを使用していたが，現在は細いサイズは正方形，太いサイズは正三角形のものを使用している．使用鋼材はリーマーと同じであるが，リーマーより多くねじっているので刃の数が多い．ファイリング操作で使用するが，リーミング操作もできる．

③Hファイル

　丸いステンレススチールの鋼材を切削加工して作っている．断面形状は勾玉状である．Kファイル同様，刃の数はリーマーに比べて多い．ファイリング操作のみで使用する．Kファイルに比べ歯質へ刃が食い込むため，切削力は高いが，回転すると破折するので，リーミング操作は行えない．

　また，これらリーマー，ファイルという2種類の器具は，以下の国際規格(ISO 3630)に準じて作製されている(表4-4)．

〈リーマー，ファイルのISO規格〉

- 刃部先端部の直径を延長線上の仮想の径でd_1，先端部から3mmの部分の直径をd_2，先端部から16mmの部分の直径をd_3とする．
- 刃部は先端から16mmであり，直径は1mmごとに0.02mm太くなる（テーパー度2％）．
- 全長(l_4)は21mm，25mm，28mm，31mmのものがあり，刃部(l_3)はいずれも16mmである．

- 刃部先端直径(mm)の100倍の値が器具の番号である．
- 器具は6番，8番，10番それ以降60番までは5号ずつ，以降は10号ずつ太くなり140番まである．
- 器具の色は，6番は桃(橙)色，8番は銀(灰)色，10番は紫色，15番以降は白，黄，赤，青，緑，黒の繰り返しである．
- 刃部先端の角度は75±15度である．

近年ニッケルチタン(NiTi)製の国際規格に準じないファイルが登場してきた．ニッケルチタンは超弾性と形状記憶性を特徴とする合金である．これらの物理的な性質を利用したファイルによって，強度の湾曲根管の処置が可能となった．ニッケルチタン合金は前兆なく破折するため，使用時はファイルにかかる力(トルク)を計測しながら，低速で回転するトルク制御モーターを使用する．金属疲労がファイル表面に現れにくいため，ファイルの使用回数を確実に把握しておく必要がある．

＜リーミングとファイリング＞

根管の拡大・形成用器具の使用法は，リーミングとファイリングとに分かれる．リーミングは器具を1/4〜1/2回転後引き抜いて使用することで根管を円形に拡大する．穿通性に優れる．ファイリングは器具を歯軸方向に上下させて使用する(牽引時に切削できる)ことで根管壁を切削除去する．

（8）根管の拡大・形成法

決定した根管長をマーキングした細いサイズから太いサイズのファイルを用いる．根管内に作業液として次亜塩素酸ナトリウム溶液を満たす．ファイルを歯軸方向に細かく上下に動かし，根管壁面を切削する．ファイルは根管壁面全周に当たるように動かす．根管壁の切削を進め，根管内でファイルをスムーズに動かせるようになると，つぎのサイズのファイルに進む．ファイルに付いた切削片は適宜ファイルを清拭し除去する．つぎのサイズのファイルに進む際は根管の交互洗浄を行い，根管内の切削片を除去する．ファイルの切削片がきれいになるまで，根管拡大を続ける．

その後，根管充填が行いやすい形態に根管を形成していく．根尖部には根管充填材の溢出を防止するアピカルストップを付与する．根尖から2mmの部分は根管充填材が適合するようにファイルと同じテーパーに仕上げるアピカルカラーを付与する．根尖から2mmより歯冠側は根管内で器具操作がしやすいように外開きのテーパーに仕上げるフレアーを付与する．また，湾曲根管では，一般的には根尖部から拡大していくステップバック法を用いるが，最近ではNiTi製ロータリーファイルを用いた歯冠部から拡大していくクラウンダウン法とよばれる特殊な根管拡大形成法を行うことがある．

（9）根管の化学的清掃

根管の拡大・形成時には歯質の切削片が生じる．生じた切削片を除去せ

リーミングとファイリング：文献4)より引用．

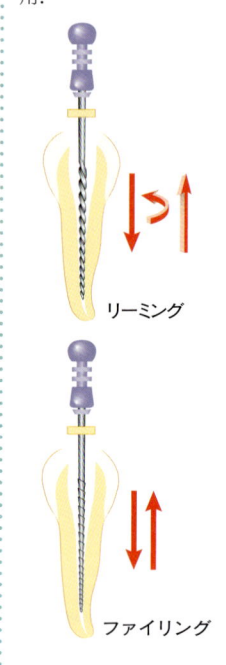

リーミング

ファイリング

根管形成後の根尖部
①フレアー，②アピカルカラー，③アピカルストップ．

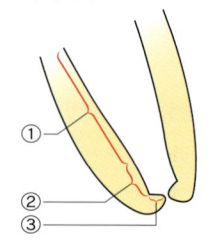

ステップバック法
根尖部根管を拡大後，根尖部根管の拡大号数が大きくなるごとに作業長を0.5〜1mmずつ短くし根管をフレアーに形成していく方法．

クラウンダウン法
根管口部から根管中央部のフレアー形成後に根尖部を拡大形成していく方法．

ず機械的清掃を進めると，切削片が根尖孔外に溢出してしまう．切削片には細菌などが含まれるため，溢出が原因となって根尖性歯周炎の急性化を引き起こすことがある．したがって，根管の拡大・形成中はつねに切削片を除去する必要がある．切削片は薬液によって根管内から洗い流す．

根管の化学的清掃剤には細菌や壊死歯髄組織などに対する有機質溶解剤と，切削された歯質などに対する無機質溶解剤とがある．

有機質溶解剤としては，次亜塩素酸ナトリウム（NaClO）溶液が用いられる．無機質溶解剤としては，EDTA（エチレンジアミン四酢酸）が用いられる．

根管の化学的清掃後は，ブローチ綿栓やペーパーポイントを用いて根管を乾燥させる（図4-31）．

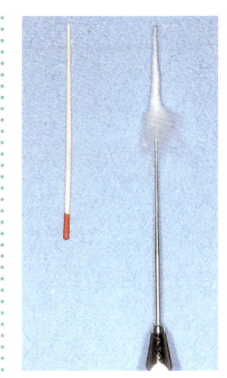

図4-31
左：55号のペーパーポイント．右：ブローチ綿栓．

①次亜塩素酸ナトリウム（図4-32）

次亜塩素酸ナトリウムは0.3％～10％の濃度で用いる．強力な有機質溶解作用があり，根管内の細菌や壊死した歯髄組織を溶解し根管処置においてはきわめて有用な薬剤である．その一方で皮膚や粘膜などの軟組織に付着すると組織の傷害や，衣服に付着すると脱色や穴が開くので，使用時には細心の注意を払う必要がある．また，次亜塩素酸ナトリウム溶液は化学的に不安定なので，遮光瓶に入れて保管しなければならない．

②EDTA（図4-33）

EDTAは15％前後の濃度で用いる．無機質溶解作用は，EDTAが根管壁象牙質に含まれるカルシウムイオンとキレート結合してカルシウムキレートを形成して象牙質を脱灰することによる．溶液やゲル状の薬品として使用する．根管内の切削歯質の溶解だけでなく，根管口付近が閉塞した根管や狭窄した根管の探索や処置時にも使用される．

③根管の交互洗浄

根管拡大・形成中にファイルのサイズを変更するときや，根管の拡大・

図4-32 次亜塩素酸ナトリウム
a：ネオクリーナー（液体状），b：キャナルクリーナー（ペースト状）．

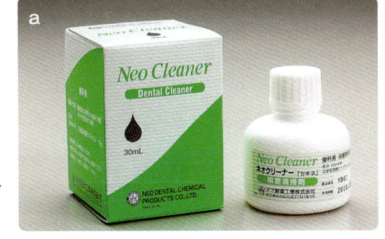

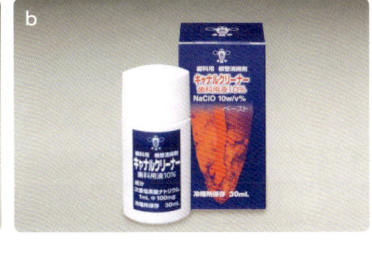

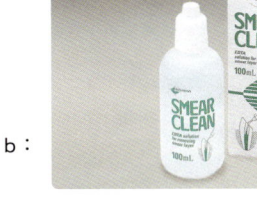

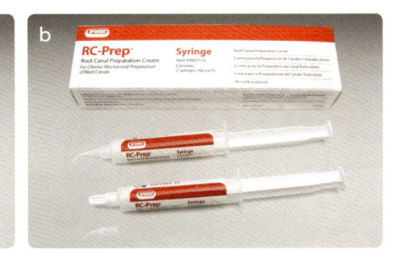

図4-33 EDTA
a：スメアクリーン（液体状），b：RC-Prep™（ペースト状）．

形成が終了したとき，機械的清掃のみで除去できなかった感染源や根管の拡大・形成で生じた切削片を除去するため，根管の交互洗浄を行う．

交互洗浄は，次亜塩素酸ナトリウム溶液と3％過酸化水素水による方法，次亜塩素酸ナトリウム溶液とEDTAによる方法などがある．前者は$NaClO + H_2O_2 \rightarrow NaCl + H_2O + O_2 \uparrow$の化学反応が生じ食塩水と酸素ガスが発生する．次亜塩素酸ナトリウムで有機質を溶解除去し，交互洗浄で発生した酸素ガスの発泡によって歯質の切削片などの無機質を浮き上がらせて除去する方法で，後者は次亜塩素酸ナトリウムで有機質を溶解除去し，EDTAで無機質を溶解除去する方法である．

(10) 根管の消毒

根管の消毒は，根管側枝や象牙細管内の奥深くに潜む細菌など根管の機械的清掃と，化学的清掃で除去しきれなかった細菌の殺菌や可及的に清掃した根管内の状態を次回来院時までに保つために補完的に行われる．

①ホルマリン系薬剤（図4-34）

ホルマリン系薬剤にはホルマリンとクレゾールが主成分のホルマリンクレゾール（FC）や，ホルマリンとグアヤコールが主成分のホルマリングアヤコール（FG）などがある．ホルマリン系薬剤は綿栓に少量しみこませて根管内に貼付する．薬剤が根管内で気化しホルマリンガスとなり，側枝や象牙細管内に潜む細菌を死滅させる．殺菌力は強力であるが，その反面組織への為害性が強い．

②水酸化カルシウム系薬剤（図4-35）

水酸化カルシウムはpH12.4の強アルカリ性である．水酸化カルシウム系薬剤の根管内への貼付は，根管内に細菌が生息しづらい強アルカリ性の環境を作り出す．また，抗菌作用が持続する薬剤である．発がん性はなく，滲出液を止めるなど炎症を抑える作用もある．水に難溶性であるので滅菌

ホルマリンクレゾール（FC）の組成
ホルマリン　40％
クレゾール　40％
エタノール　20％

ホルマリングアヤコール（FG）の組成
ホルマリン　40％
グアヤコール　40％
エタノール　20％

図4-34　ホルマリン系薬剤
a：ホルマリンクレゾール（FC），b：ホルマリングアヤコール（FG）

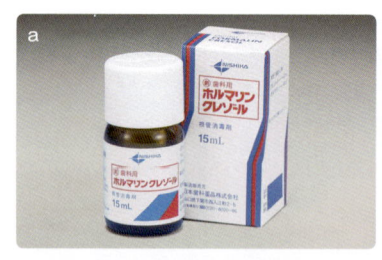

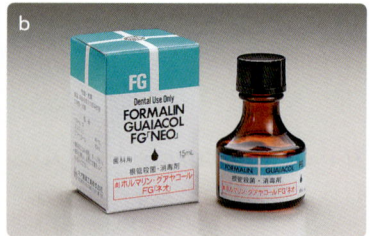

図4-35　シリンジに入った製品の水酸化カルシウム系薬剤
a：カルシペックス®Ⅱ，b：ビタペックス®

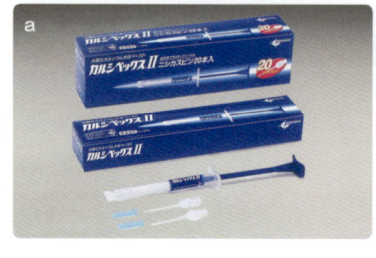

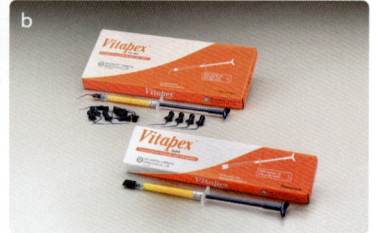

精製水と練和しペースト状にして根管内に貼付する．また，シリンジに入れられた製品もある．
③その他の薬剤
　ヨード系薬剤(ヨードチンキ，ヨードホルムなど)やフェノール系薬剤(フェノールカンフル：CC，キャンホフェニック：CP など)などがある．

(11)仮封法
　感染根管治療では，アポイントとアポイントの間に唾液などが根管内に侵入しないようにするとともに，根管消毒薬が口腔内に漏出しないようにするため一時的に根管を封鎖する必要がある．
　仮封材の所要性質としては以下の3つが挙げられる．
・封鎖性に優れる．
・咬合圧に耐える．
・操作性に優れる．

以上の3つの条件をもっとも満たす仮封法として二重仮封法が挙げられる．

仮封材
⇒ p.47参照

①単一仮封法(図4-36のa)
　根管貼薬後，歯髄腔に綿球を置き，その上に酸化亜鉛ユージノールセメントや水硬性仮封材やストッピングなど1種類の仮封材で髄腔を封鎖する仮封法である．

②二重仮封法(図4-36のb)
　二重仮封法は内層に化学的に安定しているストッピングを，外層に封鎖性に優れる酸化亜鉛ユージノールセメントを用いる方法である．二重仮封法は，ストッピングによる単一仮封法よりも封鎖性に優れ，酸化亜鉛ユージノールセメントや水硬性仮封材による単一仮封法よりも除去が容易で操作性に優れる．酸化亜鉛ユージノールセメントの代わりに水硬性仮封材を用いることもある．

③ワイザーの仮封法(穿通仮封法)(図4-37のa)
　根管貼薬後，ブローチ針を刺したままストッピング仮封を行い，その後

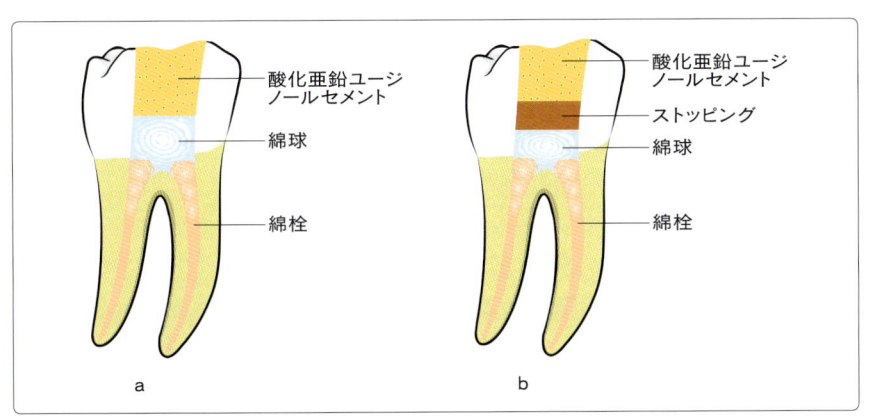

図4-36　a：単一仮封法，b：二重仮封法

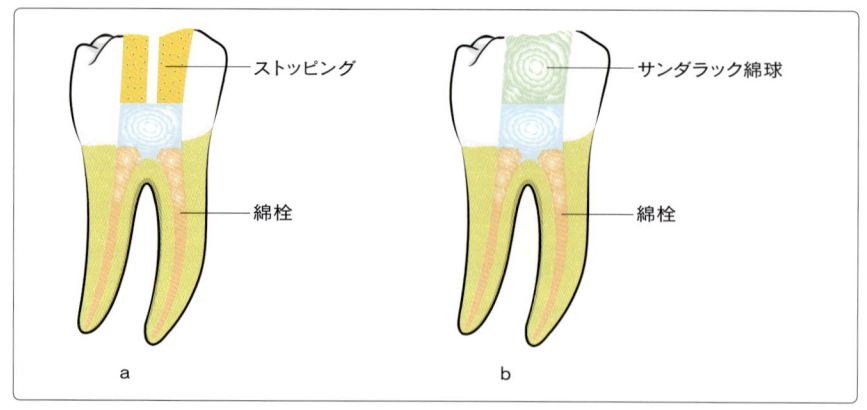

図4-37　a：ワイザーの仮封法（穿通仮封法），b：サンダラックによる仮封法

ブローチ針を引き抜くことで，排膿路を確保する仮封法である．急性化膿性根尖性歯周炎で，根管内からの排膿が続く症例に使用する．
④サンダラックによる仮封法（図4-37のb）
　根管貼薬後，サンダラックアルコール（図4-38）に浸した綿球で髄腔を封鎖する仮封法である．サンダラックは通気性がよいので，排膿路が確保できる．急性化膿性根尖性歯周炎で，根管内からの排膿が続く症例に使用する．

3）根尖性歯周組織疾患の緊急処置

　急性化膿性根尖性歯周炎のような強い自覚症状のある症例は，まず自覚症状を軽減させてから根管処置に移る．
　根尖性歯周組織疾患の緊急処置には以下のものがある．
（1）抗菌薬と消炎剤の投与
　急性炎症を慢性炎症に移行させる目的で投与する．
（2）咬頭の削除
　急性根尖性歯周炎は，咀嚼時の誘発痛が強いため，咬合圧がかからないように，疼痛の除去と患歯の安静を目的として行う．
（3）腫脹部の切開
　急性化膿性根尖性歯周炎の粘膜下期は根尖相当部歯肉の腫脹が著明になり，腫脹部は波動を触れる．そのようなとき，波動を触れる腫脹部をメスで切開し，腫脹内部の膿を出す．
（4）根尖孔の穿通と特殊な仮封
　急性化膿性根尖性歯周炎の炎症病変部から排膿させるため，細いファイルやリーマーで根尖を穿通して，炎症病変部から根管を通して排膿させる．また，持続的に根管から排膿させる必要のあるときはサンダラック仮封やワイザーの仮封を行い排膿路を確保する．

サンダラックアルコール
サンダラックは天然樹脂のひとつでヒノキ科の植物より抽出し，アルコール溶剤で溶解している．唾液に触れると白く凝固し被膜を形成する．

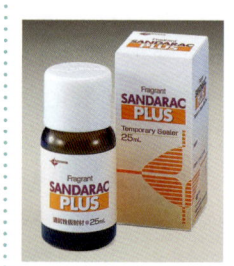

図4-38　サンダラックアルコール

chapter 4　根尖性歯周組織疾患の概要と治療法

参考文献

1）上田雅俊ほか（編）．新歯科衛生士教育マニュアル　歯周病学．東京：クインテッセンス出版，2011．
2）福島久典，吉竹弘行，吉田匡宏ほか．細菌を知る・エンドが変わる．京都：永末書店，1999．
3）福島久典，山根一芳，真下千穂，南部隆之．もっと闘う細菌常在菌豹変のメカニズム．京都：永末書店，2010．
4）Gunnar Bergenholtz／Preben Horsted-Bindslev／Claes Reit（総監訳：須田英明）．バイオロジーに基づいた　実践歯内療法学．東京：クインテッセンス出版，2007．
5）小林千尋，楽しくわかるクリニカルエンドドントロジー．東京：医歯薬出版，2003．

復習しよう！

1 根尖性歯周炎が原因で生じるのはどれか（'04）．
a　歯根嚢胞
b　含歯性嚢胞
c　原始性嚢胞
d　術後性上顎嚢胞

2 根尖性歯周炎で頻度の高い症状はどれか．2つ選べ（'04改）．
a　冷水痛
b　打診痛
c　咬合痛
d　温熱痛

3 慢性化膿性根尖性歯周炎の模式図を示す．矢印が示すのはどれか（'08）．
a　瘻孔
b　膿瘍膜
c　瘻管
d　膿瘍

問3

4 瘻孔が認められるのはどれか．
a　歯根嚢胞
b　歯髄壊死
c　慢性化膿性根尖性歯周炎
d　急性化膿性根尖性歯周炎

5 急性化膿性根尖性歯周炎に認められるのはどれか．2つ選べ．
a　冷水痛
b　歯肉腫脹
c　打診痛
d　羊皮紙様感

6 歯髄の電気的検査の術式で正しいのはどれか．
a　対照は対合歯とする．
b　患者の合図で判定する．
c　電極は軟化象牙質に当てる．
d　通電のため患歯は乾燥させない．

問10（A／ストッピング／貼薬綿栓）

7 根尖性歯周疾患の診査法で正しいのはどれか．2つ選べ．
a　打診で亀裂の有無を判定する．
b　歯髄電気診で歯髄の生死を判定する．
c　透照診でう蝕の範囲を判定する．
d　エックス線検査で根尖病巣の有無を判定する．

8 次亜塩素酸ナトリウム溶液で正しいのはどれか（'06）．
a　強い酸性である．
b　分解して炭酸ガスを発生する．
c　過酸化水素水と反応し食塩が生じる．
d　キレート反応を起こす．

9 ISO規格によるリーマーのサイズとカラーコードとの組合せで正しいのはどれか．2つ選べ（'05）．
a　15号——白
b　35号——青
c　50号——黒
d　70号——緑

10 根管貼薬後の模式図を示す．Aに使用するセメントはどれか（'07）．
a　リン酸亜鉛セメント
b　酸化亜鉛ユージノールセメント
c　カルボキシレートセメント
d　接着性レジンセメント

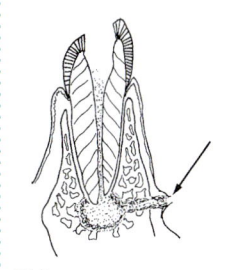

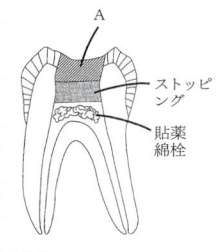

＜解答＞
1：a
2：b, c
3：a
4：c
5：b, c
6：b
7：b, d
8：c
9：a, d
10：b

chapter 5 根管充填

学習目標
- □ 根管充填の目的を説明できる．
- □ 根管充填の時期を説明できる．
- □ 根管充填材（剤）の種類と所要性質を説明できる．
- □ 根管充填に使用する器具を説明できる．
- □ 根管充填の術式を説明できる．
- □ 根管充填法を説明できる．
- □ 根管充填後の経過を説明できる．

　根管充填とは抜髄あるいは感染根管治療で，根管の清掃・消毒後に空洞となった根管を緊密に閉塞することである．根管処置の最終段階であるこの処置の良否は，その予後を左右する．

5-1 根管充填の目的と時期

1）根管充填の目的
　抜髄や感染根管治療で根管の清掃・消毒後，根管を適切な物質によって緊密に閉塞し，根管からの刺激を遮断して，歯根を根尖歯周組織に対して無害なものにして，長期間その機能を維持させることにある．

2）根管充填の時期
　抜髄や感染根管治療において，根管の清掃・拡大が十分に行われ，臨床症状もなく，根管の無菌性が確認されてから行われる．

（1）抜髄後における根管充填の時期
　適正な抜髄処置が行われて2～3日後は，反応性炎症も消退し抜髄創面も痂皮が形成されているので，この時期がよいとされている．

（2）感染根管治療後における根管充填の時期
　臨床上の基準はつぎのとおりである．
①根管が完全に清掃・拡大されている．
②自発痛がない．
③打診反応は正常である．
④存在していた瘻孔の閉鎖．
⑤根管からの排膿，出血および多量の滲出液のないこと．
⑥根尖部歯肉に発赤，腫脹ならびに圧痛がないこと．
⑦前回貼薬したペーパーポイント（綿栓）は乾燥状態で，血液や膿汁の付着がなく，腐敗臭もないこと．
⑧根管内細菌培養検査が陰性であること．

反応性炎症
切断された歯髄創面には漿液性の滲出などが生じ，術後の症状として咬合痛の原因となる．

瘻孔
感染根管などより継発した根尖部の膿瘍から排膿路が形成されることがあり，その開口部を瘻孔という．原因の感染根管が処置されると膿瘍は治癒に向かい瘻孔は閉鎖する．

5-2 根管充塡の材料，器具および術式

1）根管充塡材（剤）の所要性質

　根管充塡の方法については，2つの方法に大別される．ひとつは根管充塡材によって根管を物理的に緊密に閉塞して，根尖部創傷の治癒を図る方法で，他のひとつは根管充塡剤により根管を持続的に消毒しつつ，根尖孔部での骨性瘢痕治癒による根尖孔の閉鎖を求める方法である．現在は前者の方法が広く用いられている．

　一般に根管充塡材（剤）の具備すべき条件としてつぎのようなものが挙げられている．

①不変性であること
　収縮，腐敗，分解がなく，組織液に対しても形態や性状の変化がない．
②無刺激性であること
　根尖歯周組織に対して為害作用がない．
③多孔性でないこと
　緻密物質で，組織液や細菌およびその毒素などを侵入させない．
④エックス線不透過性であること
　根管内における根管充塡材の閉塞状況を知るために必要である．
⑤組織親和性があり，根尖孔部での骨性瘢痕治癒促進作用のあるもの
⑥適合性を有するもの
　所定の位置まで容易に到達し，根管を緊密に閉塞できる．
⑦密着性のあるもの
　根管壁に接着し，根尖孔を完全に閉塞できる．
⑧持続的消毒作用のあること
　根尖歯周組織を傷害しないで防腐性を有する．
⑨歯を変色させないこと
　とくに前歯において歯の変色は，審美的な面から避けたい．
⑩除去が可能なこと
　再治療が必要になることもあるので，除去できるものでなければならない．
⑪取り扱い操作が容易なこと
　すべての条件を満たした剤品は存在しないため，目的に応じてもっとも効果的なものを選択して使用する．

2）根管充塡材（剤）の種類

　根管充塡材はその性状や用途により，固形のもの，セメント類および糊剤の3種類に大別することができる．

骨性瘢痕治癒
新生セメント芽細胞による骨組織に類似した第二セメント質の形成・添加に基づく根尖孔部の完全閉鎖で理想的な治癒過程である．

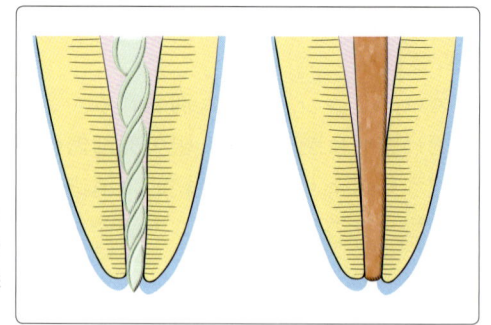

図5-1　根管の拡大・形成に用いたリーマー・ファイルと同一サイズのガッタパーチャポイントによる根尖部根管の適合

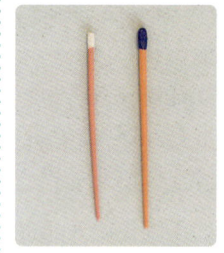

図5-2　マスターポイント

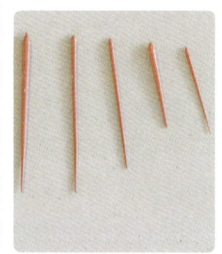

図5-3　アクセサリーポイント

(1) 固形のもの(ポイント類)
①ガッタパーチャポイント
- ガッタパーチャ　　18〜20%
- 酸化亜鉛　　　　　61〜75%
- レジン，ワックス　1〜4%
- 重金属硫酸塩　　　2〜17%

　ガッタパーチャポイントは，リーマー・ファイルと同じ規格で作られているので，根尖まで拡大に使用したリーマー・ファイルと同じサイズのものを使用すると，根管形態によく適合するので緊密な根管充填が行いやすい(図5-1)．またガッタパーチャポイントには，このような規格サイズを持ったマスターポイント(図5-2)に加えて，先端の尖ったアクセサリーポイント(図5-3)がある．これは太さと長さが各種あり根管充填時にマスターポイントの周りの空隙を埋めるために用いられる．

②シルバーポイント
　純銀製のマスターポイントで，ガッタパーチャポイントの使用が困難な細くて湾曲した根管に用いられたこともあったが，緊密な充填が得られないため現在はほとんど使用されない．

(2) 根管充填用セメント(シーラー)
　固形物であるポイント類と根管壁との間に生じる隙間を埋めて，緊密な閉鎖が得られるようにするとともに，側枝や根尖分岐まで閉鎖するために用いられる．

①酸化亜鉛ユージノール系製剤
　キャナルス，ツブリシール，根管充填用ネオダインなど．液にユージノールを含まないキャナルスNのような製品もある．

②クロロパーチャ
　ガッタパーチャをクロロホルムで溶かしてクリーム状にしたもの．他にユーカリ油を溶かしたユーカリパーチャもある．

③AH26
　エポキシ樹脂を主体にした製剤である．

（3）糊剤
　粉末と液をペースト状に練和して，本剤のみによって根管を充塞しようとするものである．その主成分や基材によって，つぎの6種類に分類することができ，それぞれに特長を有している．
　①酸化亜鉛ユージノール系製剤
　②水酸化カルシウム系製剤
　③ホルムアルデヒド系製剤
　④ヨードホルム系製剤
　⑤レジン系製剤
　⑥シリコン系製剤

3）根管充填用器具

　根管充填を行うには，各操作に合致した種々の器具が必要である．つぎにそれらの器具について説明する．

（1）根管充填用ピンセット（図5-4）
　ポイントをうまく把持できるように，ピンセットの先端に溝が付与されている．

（2）スプレッダー（図5-5, 7）
　先端が尖った丸い金属棒で太さには各種ある．根管内に挿入したポイントを根管側壁に圧接し，つぎに挿入するアクセサリーポイントの入る余地を作る．

（3）プラガー（図5-6, 7）
　根管内に填塞されたガッタパーチャポイントを，根尖方向へ垂直的に圧接する器具である．丸い金属棒で先端は平らな面になっていて，この面で圧接する．

（4）螺旋状根管充填器（レンツロ充填器）（図5-8）
　シーラーを根管内に運搬し填入する器具で，コントラアングルハンドピースに装着して使用する．

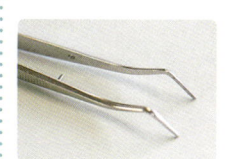

図5-4　根管充填用ピンセット

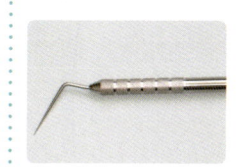

図5-5　スプレッダー

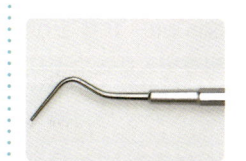

図5-6　プラガー

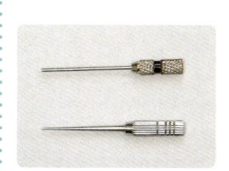

図5-7　フィンガースプレッダー，フィンガープラガー

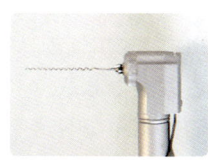

図5-8　レンツロ

4）根管充填法

　根管充填には固形のポイントとシーラーを併用する方法と，糊剤のみを用いる方法とがある．現在は前者が広く行われている．

（1）ガッタパーチャポイントによる根管充填法
　ポイント類ではガッタパーチャポイントが広く用いられており，シルバーポイントは特別な場合を除いてほとんど使用されない．

□単一ポイント法
　シーラーを塗布した根管内に，根管内試適で良好な適合が得られた1本のガッタパーチャポイントを，所定の位置まで挿入する方法である．

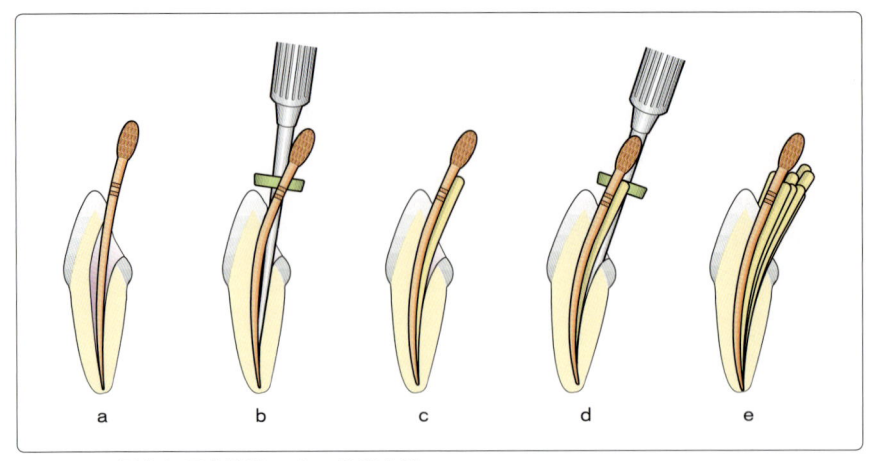

図5-9　側方加圧充填法による根管充填
a：マスターポイントの挿入．b：スプレッダーの挿入．c：アクセサリーポイントの挿入．d：スプレッダーの挿入を繰り返す．e：アクセサリーポイントの挿入を繰り返す．

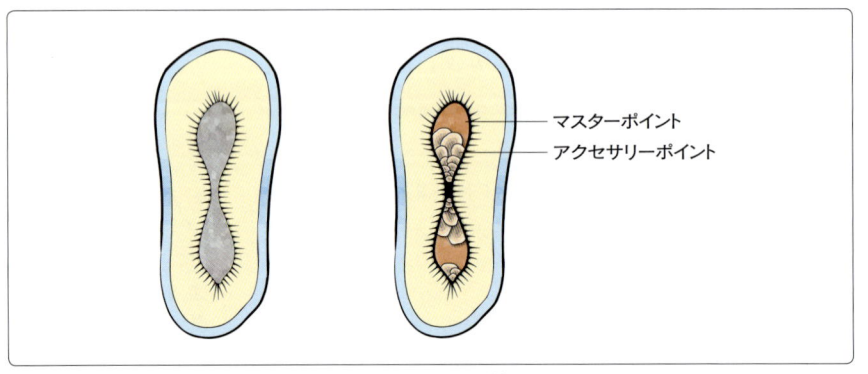

図5-10　圧接されたガッタパーチャポイントの断面図
根管中央部〜上部にできるマスターポイントと根管の隙間をアクセサリーポイントで充塞する．

☐側方加圧充填法（複数ポイント法）（図5-9）
　根管の清掃拡大に加えて，根尖部ではマスターポイントの適合が得られる形態に，また根管中央部から上部にかけては緩やかな漏斗状となるようリーマー・ファイルで根管を形成し，シーラーを塗布した根管にマスターポイントをセットした後に，スプレッダーの挿入とアクセサリーポイントの追加填入を交互に繰り返して，根管を緊密に充塞する方法である（図5-10）．

☐垂直加圧充填法（図5-11）
　根管内に挿入したガッタパーチャポイントを，ヒートキャリアーなどを用いて軟化し，プラガーで根尖方向に垂直的に加圧して，緊密な閉塞を得る方法である．

☐逆ポイント法
　根未完成歯で，根尖孔が漏斗状に開いていて根管上部よりも広い場合，

シーラー（sealer）
ガッタパーチャポイント間の隙間を満たして根管を密封するための隙間埋め剤で，流動性を加味した酸化亜鉛ユージノールセメントなどが用いられる．

ヒートキャリアー
根管内のガッタパーチャを軟化するために使用する針状の加熱用器具で，電熱式の装置もある．

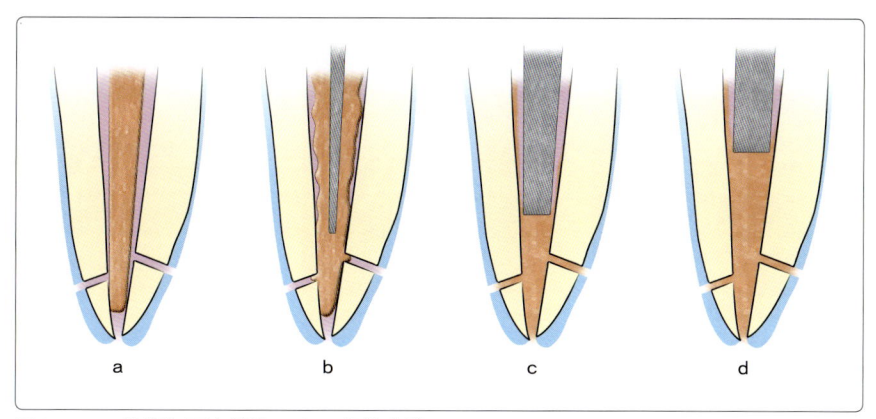

図5-11 垂直加圧充填法による根管充填
a：マスターポイントを根尖孔の少し手前の位置に適合させる．b：ヒートキャリアーを挿入してガッタパーチャを軟化する．c：プラガーで軟化したガッタパーチャを垂直的に加圧して根尖部根管を充塞する．d：上部にガッタパーチャを追加して軟化圧接する．

既製のガッタパーチャポイントの太いほうを根尖孔部に向けて挿入し，残った空隙をアクセサリーポイントで充填し，側方加圧する方法である．

□ロールポイント法

　根管が太くて既製のガッタパーチャポイントでは適合させることができない場合，数本のガッタパーチャポイントを加熱しながらねじり合わせて太い自家製のポイントを作って使用する．

　現在，もっとも広く応用されていて，また良好な臨床成績が得られる側方加圧充填法について，その術式を説明する．

＜側方加圧充填法の術式＞

①マスターポイントの試適

　根尖部まで根管を清掃拡大した長さ（作業長）まで，そのときの最終拡大に使用したリーマー・ファイルと同じサイズのガッタパーチャポイントを選んで根管に挿入する．このとき作業長まで挿入できるか，また根尖部付近で形成された根管にポイントが適合することで生じる引き戻す際の抵抗感（tug back）が得られるかを調べ，これらが得られるまで調整する．

②シーラーの練和

　クリーム状または2～3cm糸を引く程度に練和する．

③シーラーの根管壁への填入塗布

　練和したシーラーを，ポイント挿入に先駆けて根管に塗布する．適当なサイズのレンツロにシーラーを付着させて作業長の2mm程度手前の位置まで挿入し，低速正回転させ，回転を保ちながらゆっくり引き上げる（図5-12のa）．

④マスターポイントの根管内への挿入

　試適したマスターポイントの先端部に，シーラーを薄く塗布してから，

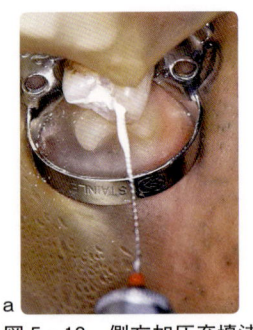

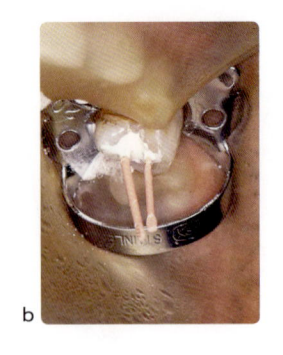

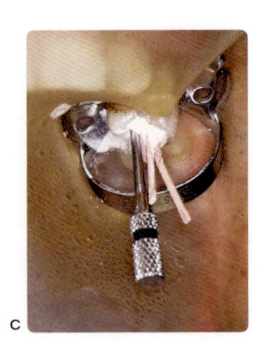

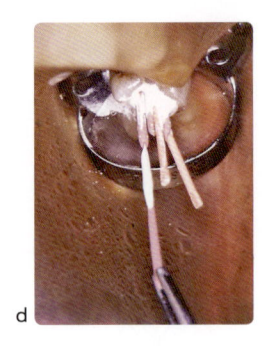

図5-12　側方加圧充填法
a：シーラーの填入．b：マスターポイントの挿入．c：スプレッダーの挿入．d：アクセサリーポイントの挿入．

作業長までマスターポイントを挿入する．根尖孔からシーラーを溢出させることがないよう，ゆっくり段階的に挿入する（図5-12のb）．
⑤マスターポイントの根管側壁への圧接
　スプレッダーを根管内に挿入して，マスターポイントを根管壁に圧接する（図5-12のc）．
⑥アクセサリーポイントの追加，挿入
　スプレッダーの挿入でできた空隙に，シーラーを塗布したアクセサリーポイントを挿入する（図5-12のd）．この操作をスプレッダーがほとんど挿入できなくなるまで繰り返し行う．
⑦余分なガッタパーチャの除去
　十分に加熱したストッピング除去器を用いて，根管口部で髄室にはみ出ている部分を，切断して除去する．
⑧根尖方向へのガッタパーチャポイントの圧接
　プラガーを用いて，根管口部のガッタパーチャポイントを根尖方向に圧接する．

（2）糊剤による根管充填法
　指示書に従って練和した糊剤を，レンツロに付着させてから根管に挿入し，回転させながら引き上げて糊剤を根管内に填塞する．

5-3　根管充填後の予後

　根尖歯周組織に病変を引き起こすほとんどの原因は，根管内容物ということができる．残留する壊死歯髄の腐敗分解産物や，それらが放置されることによりおびただしく根管内で増殖した細菌が，根尖孔を経由して外部に侵入することで，生活組織である根尖歯周組織に生体の防御反応としての炎症を生じさせることになる．したがって，根管内容物を徹底的に取り除き，さらに空の根管が新たな感染源とならないよう根尖孔まで緊密に根管充填がなされた症例（図5-13）の予後は，通例において良好である．
　根尖歯周組織の創傷治癒は，他の創傷の場合と同様である．根尖部に病

糊剤
成分の薬理作用に期待したペースト状の根管充填剤で，単独で使用されるが，吸収されやすく緊密な充填を行うことは困難である．

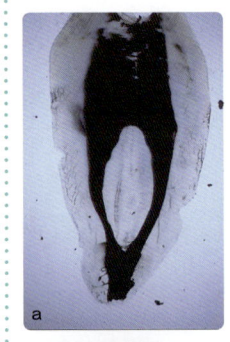

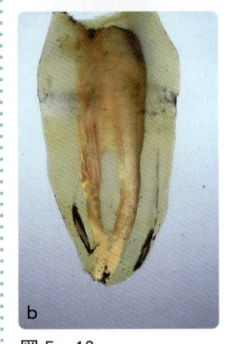

図5-13
a：上顎小臼歯根管（透明標本）
b：根管拡大・形成と根管充填（透明標本）

図5-14 根管充填後の経過
a：上顎右側第一小臼歯部の慢性根尖性歯周炎，根尖部にエックス線透過像がみられる．b：感染根管治療の根管充填直後．c：根管充填後10か月経過，エックス線透過像は消失している．

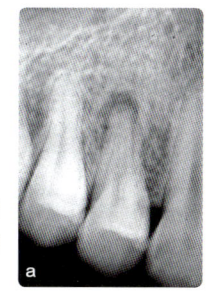

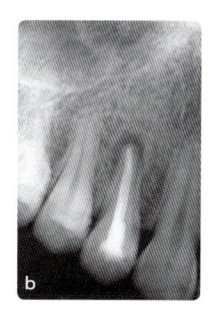

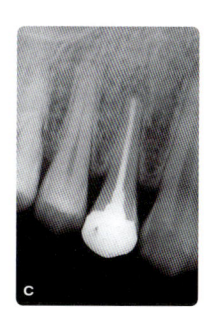

変を有する感染根管歯においても，緊密な根管の封鎖により根管からの刺激が消失するとともに，炎症の消退に引き続き組織の修復が起こる．組織の破壊が大きい症例では，治癒には6か月から1年以上の長期間を要するものもあるが，適切に根管充填が行われることで，線維性もしくは骨様組織による瘢痕治癒が生じる（図5-14）．逆に，根管の解剖学的形態（分岐，狭窄，湾曲，屈曲）のため根管内容物の除去が不十分であったり，根管充填材の到達が根尖孔を大きく突出していたり，不足であったりなど根管充填が不適切な症例では良好な予後は得られない．根管充填材の到達が良好と思われる症例においても，根管の無菌性が得られない症例での予後はよくない．

復習しよう！

1　永久歯に使用する根管充填材の所要性質はどれか．2つ選べ（'04改）．
a　多孔性
b　吸着性
c　不変性
d　密着性

2　根管充填で使用するのはどれか．2つ選べ（'05）．
a　レンツロ
b　Kファイル
c　スプレッダー
d　ピーソーリーマー

3　根管充填の操作を①〜④に示す（'03）．正しい順序はどれか．
①マスターポイントの試適
②根管充填用セメントの填入
③マスターポイントの挿入
④アクセサリーポイントの挿入

a　①→②→③→④
b　①→③→②→④
c　④→①→②→③
d　②→①→④→③

4　根管充填時，側方圧をかける器具はどれか（'07）．
a　プラガー
b　スプレッダー
c　裏層充填器
d　探針

5　根管充填材で熱可塑性材料はどれか（'05）．
a　ハイドロキシアパタイト
b　ガッタパーチャ
c　水酸化カルシウム
d　酸化亜鉛ユージノール

6　根管充填に使用するのはどれか（'01）．
a　有鉤ピンセット
b　根管充填用ピンセット
c　歯科用ピンセット
d　金箔用ピンセット（外科用）

＜解答＞
1：c，d
2：a，c
3：a
4：b
5：b
6：b

chapter 6　根未完成歯の治療法

学習目標
- □ アペキソゲネーシスの定義を説明できる．
- □ アペキソゲネーシスの術式を説明できる．
- □ アペキシフィケーションの定義を説明できる．
- □ アペキシフィケーションの術式を説明できる．

　通常，萌出時の歯根はほぼ半分しか成長しておらず，その後，歯根の完成まで約3年の期間を要する．不幸にしてこの間に歯髄疾患や根尖性歯周疾患に陥った歯には歯根完成歯とは違った特別な歯内治療を必要とする．根未完成歯における歯内治療の目標は，正常な歯根長にまで根尖を発育させることである．その理由は，正常あるいはそれに近い歯根長がなければ歯は咬合器官としての役目を十分に発揮できず，咬合時の負担過重によって早期に脱落することになるからである．

6-1　アペキソゲネーシス

1）アペキソゲネーシスの定義

　根未完成歯が歯髄疾患に陥った場合，炎症に陥った歯冠部歯髄のみを除去し歯根の発育に必要な歯根部歯髄を残存させる方法をとる．すなわち，生活歯髄切断法を行う．根未完成歯は根尖孔が大きく開いているため歯根部歯髄への血液供給が豊富でありその成功率は高い．これによって，歯根部歯髄の象牙芽細胞が歯根象牙質を形成し，Hertwigの上皮鞘によって歯根の成長とセメント質，固有歯槽骨，歯根膜という歯周組織の形成が誘導され歯根が完成する．この処置から歯根完成までの一連のプロセスをアペキソゲネーシスという．

2）アペキソゲネーシスの術式（図6-1 a〜e）

　局所麻酔後，ラバーダム防湿下で髄室開拡し，歯冠部歯髄を除去した後に切断面を次亜塩素酸ナトリウム溶液と過酸化水素水によって交互洗浄し，創面を平坦に整える（ケミカルサージェリー）．その後，歯髄切断面に水酸化カルシウムペーストを圧を加えないように貼付する．1〜2か月後，デンティンブリッジを確認した後，正常な歯根形成を待つ．1〜3か月ごとにリコールしエックス線検査によって歯根の発育状態を調べる．歯根完成の目安は萌出後3年であるのでその時期まで経過観察を行う．もし，その間に歯髄炎症状が発現した場合は直ちに抜髄処置に移行する．また，歯

Hertwigの上皮鞘
歯の発生の際，歯冠部形成後の内・外エナメル上皮は重なってヘルトヴィッヒの上皮鞘となり根尖方向に成長し，歯根部象牙質の形成を促し歯根の成長を誘導する．

ケミカルサージェリー
歯髄組織を切断する際に挫滅創となった創傷部を，次亜塩素酸ナトリウム溶液と過酸化水素水で交互に洗浄することで一層溶解し，新生組織を露出させ創面を平坦にすること．

デンティンブリッジ
直接覆髄法や生活歯髄切断法で，水酸化カルシウムに接触する歯髄組織に形成される骨様象牙質で，象牙質の橋のように見えるのでこの名がある．

図6-1a〜e　アペキソゲネーシス

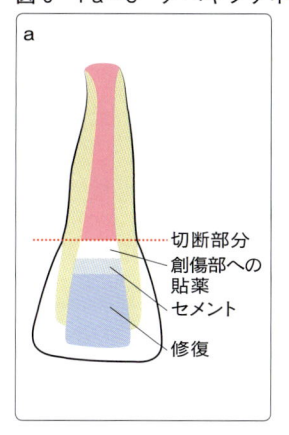

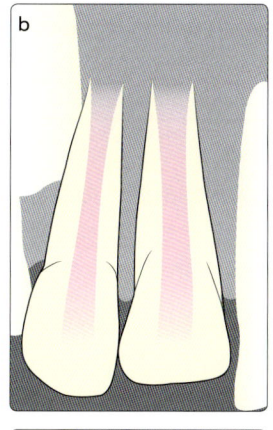

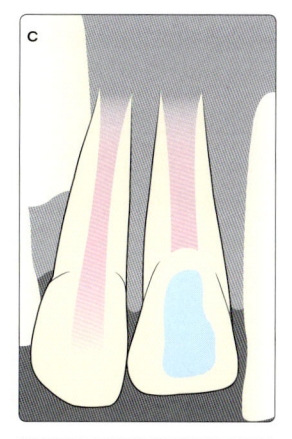

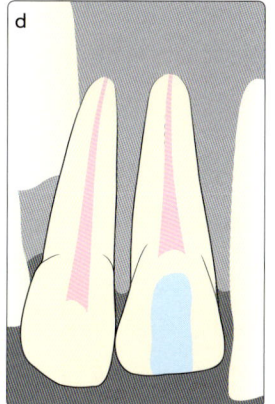

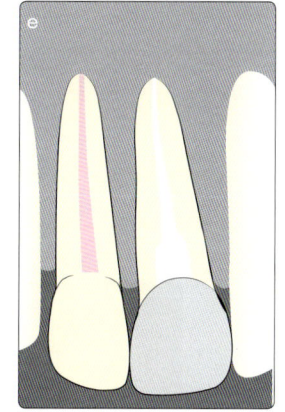

a：生活歯髄切断法
b：歯冠破折による直径2mm以上の露髄
c：デンティンブリッジの完成
d：歯根の完成
e：抜髄後→根管充填→歯冠修復

（図中ラベル：切断部分／創傷部への貼薬／セメント／修復）

根の成長がみられないときはアペキシフィケーション処置に移行する．そして，歯根が正常に完成した場合はその時点で抜髄を行うのがよいと考えられる．その理由は，アペキソゲネーシスによって歯根が完成した後の歯髄は，過剰な石灰化やそのために生じる歯髄壊死あるいは内部吸収を起こすことが多いからである．

6-2 アペキシフィケーション

1）アペキシフィケーションの定義

根未完成歯が歯髄壊死や感染根管に陥った場合，その時点で正常な歯根の発育は停止してしまう．歯髄組織の活性が失われた歯では歯根部象牙質の形成は望めず，大きく開いた根尖孔と薄い根管壁が残される．この根管形態の特徴が根未完成歯の感染根管処置を著しく困難にする．すなわち，根管が太すぎるため根管拡大・形成が難しく機械的清掃が不十分となる．また，根管が根尖に向けてラッパ状に開いているためアピカルシートの形成が不可能となり緊密な根管充填が困難となる．したがって緊密な根管充填をするためには根尖孔部に根管充填の抵抗形態となる障壁を作る必要がある．1960年代にFrankらによって，感染根管治療後に根管内に水酸化カ

アピカルシート
根管充填にあたり根尖孔外への過剰な充填を防止するために，根尖孔のわずか手前の象牙質内に根管充填材がとどまるよう形成したステップのこと．

ルシウム製剤を貼付して根尖孔部に骨様セメント質を誘導し，根管充填の抵抗形態となる障壁を作る治療法が考案された．これをアペキシフィケーションという．

2）アペキシフィケーションの術式（図6-2a〜e）

根未完成歯はもともと歯髄電気診の閾値が高く歯根部歯髄への血液供給が豊富であるため，歯髄電気診で偽陰性となりやすく歯髄の生死判定が難しい．そのため完全な感染根管には陥りにくく，根尖部透過像があっても根尖部付近の歯髄組織は生きていることもある．したがって根尖部組織の生活力をできるだけ保持させることが重要である．アピカルエンドは，少しでも疼痛を訴えたり出血があるような場合はそれ以上は進めず，それらがなければ根管の最狭窄部に設定する．断じて根尖歯周組織を傷害したり根尖での硬組織形成を妨害してはならず，根尖部に対しては相当短く根管の機械的操作および根管充填を施すべきである．

アピカルエンド
歯内処置を行う際の根尖側の終末で，通常は根管の最狭窄部がよいとされ，歯根完成歯では象牙-セメント境に設定される．

図6-2a〜e　アペキシフィケーション

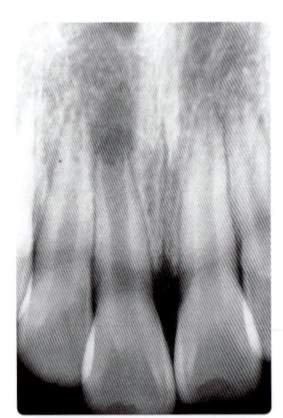

a：10歳の男子．外傷の既往あり．上顎右側中切歯 EPT（−）

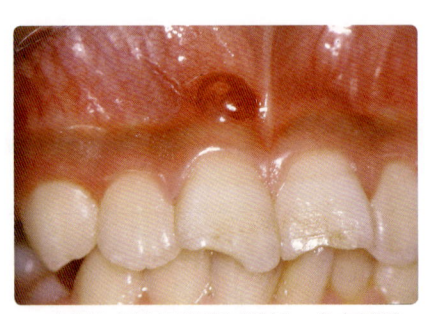

b：上顎右側中切歯歯冠破折，歯肉腫脹

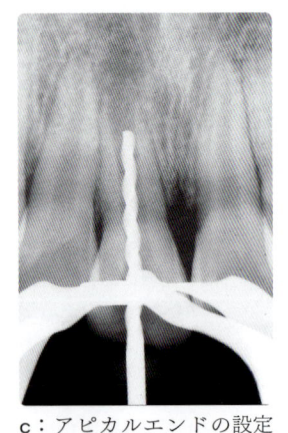

c：アピカルエンドの設定後，感染根管治療

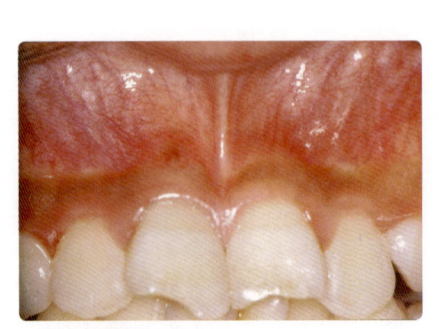

d：歯肉腫脹，消退

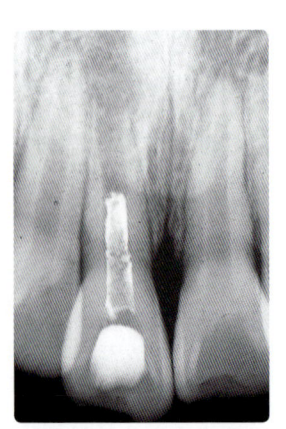

e：水酸化カルシウム製剤による仮根管充填

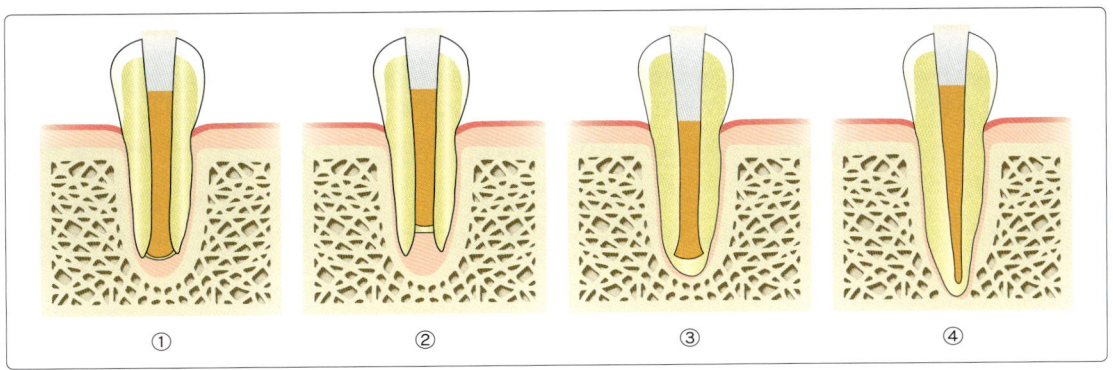

図6-3 根尖部の治癒形態（Frank AL より）（戸田忠夫ほか編：カラーアトラスハンドブック歯内治療臨床ヒント集, クインテッセンス出版, 2004より引用）

　通常の感染根管治療を行い根管内細菌培養検査の陰性を確認し，水酸化カルシウム製剤によって仮根管充填を行う．根尖部の閉鎖期間は，罹患時期や程度により根尖孔の大きさと根尖部組織の活性に差があるので経過観察は6か月〜2年の期間が必要である．

3）根尖部の治癒形態（図6-3）
　根尖周囲組織に由来するセメント芽細胞・骨芽細胞によって根管象牙質壁に硬組織（骨様セメント質）が添加される．その場合つぎの治癒形態のいずれかをとる．
　①エックス線的には石灰化像はないが手用器具を挿入すると根尖付近に障壁による抵抗感があるもの
　②アピカルエンドとした根尖部に明らかな石灰化像があるもの
　③根管の太さには変化はないが，根尖閉鎖が起こっているもの
　④根尖が正常な形態に完成するもの（アペキソゲネーシス）

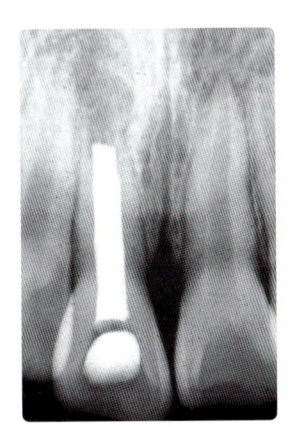

図6-4 障壁完成後，ロールポイント法による根管充填

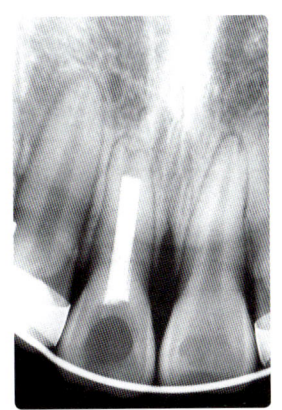

図6-5 4年後，根尖の閉鎖が認められる（図6-3の③に相当する治癒形態）

ラッパ状に開いた根尖が閉鎖し抵抗壁が確認されたら，ガッタパーチャポイントと根管充填用シーラーによる最終的な根管充填を行う．最終的な根管充填は根管が太いため逆ポイント法やロールポイント法を用いて酸化亜鉛ユージノール系の根管用シーラーによる側方加圧根管充填が行われる（図6-4，5）．

逆ポイント法
根未完成歯の根尖部の太い根管に対して根管充填を行う際に，既製のガッタパーチャポイントの太いほうを根尖側にしてメインポイントとし，側方加圧根管充填を行う方法．

ロールポイント法
根管が太く適合するガッタパーチャポイントがないとき，加熱により軟化した数本のガッタパーチャポイントを寄り合わせて太いポイントを作製し，充填する方法．

復習しよう！

1 アペキシフィケーションについて正しいのはどれか．2つ選べ．
a　水酸化カルシウムにより穿孔部封鎖を期待する方法である．
b　根未完成歯の感染根管症例に応用できる．
c　水酸化カルシウムにより根尖部の閉鎖を促進する．
d　根部歯髄を残して根尖を完成させる方法である．

2 アペキソゲネーシスについて正しいのはどれか．2つ選べ．
a　根尖部に骨様セメント質が形成される．
b　無髄の根未完成歯が適応となる．
c　水酸化カルシウムの使用が推奨されている．
d　生理的な根尖の発育を促す処置である．

3 アペキソゲネーシスで起こるのはどれか．
a　歯根の発育
b　低位歯
c　歯根の外部吸収
d　根尖病変の消失

＜解答＞
1：b，c
2：c，d
3：a

chapter 7

歯髄・根管治療時の偶発症と対応

学習目標
- □ 穿孔の原因と対応を説明できる．
- □ 器具の根管内破折の原因と対応を説明できる．
- □ 根管治療後の根尖性歯周炎の原因と対応を説明できる．
- □ 器具誤飲の原因と対応を説明できる．
- □ 皮下気腫の原因と対応を説明できる．

狭小で複雑な解剖学的形態を有する歯髄腔や根管は，直視直達が困難なことが多く，抜髄や感染根管治療時に，いろいろな偶発症が発生しやすい．その多くは，術者の不注意や知識不足などが原因であるが，器具類の不備によるものもあるので，治療前に器具を点検するよう心がけることが重要である．また事故が発生したときの処置や対処の方法についても十分に理解しておく必要がある．

7-1 穿孔

髄室開拡や根管拡大に際して，バー，ピーソーリーマー，リーマー・ファイルなどの器具を不注意に使用すると，髄室側壁，髄床底，根管側壁に穿孔することがある．穿孔には歯肉穿孔（歯槽外穿孔）と歯根膜穿孔（歯槽内穿孔）とがある（図7-1）．

1）原因

歯軸方向を把握し，歯の中心部に向かって歯質削除をしていけば，必ず髄室に到達できるはずである．しかし，患歯は咬耗による傾斜，う蝕による崩壊や全部被覆冠装着などさまざまな状況にあり，必ずしも歯軸方向が判別できるとは限らない．

（1）髄室開拡時や根管の探索時に，患歯の解剖学的形態を考えずに不注意

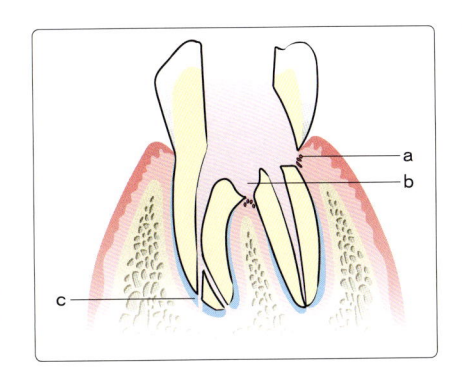

図7-1 穿孔の部位による分類
a：髄室側壁穿孔（歯肉穿孔）．b：髄床底穿孔（歯根膜穿孔）．c：根管側壁穿孔（歯根膜穿孔）．

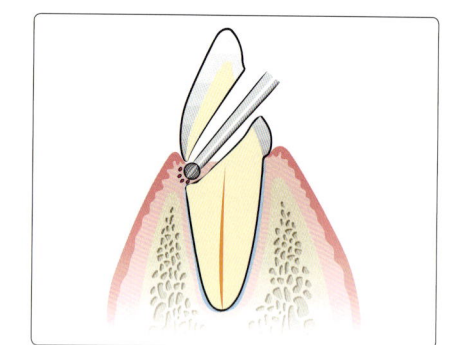

図7-2 前歯の歯肉穿孔
舌面から歯軸と異なった角度で髄室開拡を行うため，退行性変化による歯髄腔の狭窄症例などで歯髄腔への到達が確認できないまま切削を進めると唇側への穿孔を引き起こす．

に歯質を削除し過ぎたために起こる（図7-1のa）．
（2）歯の経年的な変化である第二象牙質の髄室壁や根管壁への添加，さらに象牙粒の形成などで髄室や根管壁が狭窄する．このため髄室や根管口の存在が確認しにくくなり，見落して削り過ぎて穿孔する（図7-1のb）．
（3）根管拡大時に，強く湾曲または屈曲している根管や狭窄している根管では，強い力で拡大器具を使用すると誤った方向に拡大器具が進み，ついには根管側壁の穿孔が生じる（図7-1のc）．

2）対応

（1）歯頸部付近の穿孔（歯肉穿孔）の場合（図7-2）
　穿孔が深いときは歯肉を剝離して穿孔部を露出させ，歯根の外表から修復窩洞に調整して，コンポジットレジンなどを充塡して穿孔部を封鎖する．
（2）髄床底の穿孔（歯根膜穿孔）の場合
　穿孔が小さいときは穿孔部を髄室より水酸化カルシウム製剤，EBAセメント，MTA（mineral trioxide aggregate）などで填塞する．穿孔が大きい場合は歯根分離法やヘミセクションなどを行う．
（3）根管側壁への穿孔（歯根膜穿孔）の場合（図7-3）
　①根管側壁への穿孔部分を根管として扱い，これに根管充塡を施してか

MTA
Mineral Trioxide Aggregate：水硬性セメントで，強アルカリ（pH12）による殺菌作用，硬組織形成作用を有し，覆髄や穿孔閉鎖剤として使用されている．

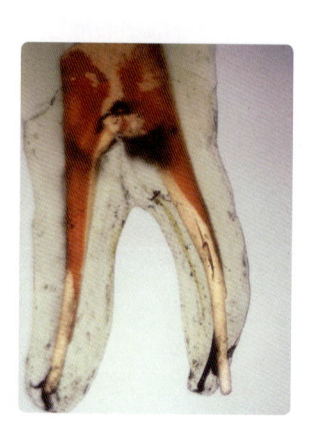

図7-3 根尖部の穿孔
湾曲根管では根管拡大が直線的に偏位切削される傾向が強く，根管外側への穿孔を引き起こす．

ら本来の根管の根管治療を行えば，不快症状の発生は少ないとされる．
②穿孔部位が口腔から到達しやすい位置にある場合，穿孔部位の歯肉弁を開いて骨壁を削除し，穿孔部位を EBA セメントや MTA などで封鎖することもある．
③根尖孔部付近で穿孔し，歯根尖切除法が可能なときは本法を施す．

7-2 器具の根管内破折

抜髄や根管治療において，必須の処置である根管の拡大・形成は，繊細な拡大器具の根管内破折というリスクをつねに背負って行われる操作である．リーマー・ファイル，クレンザー，レンツロなどの根管内破折は，歯科における偶発症の中でも頻度が高い．

1）原因
（1）強く湾曲や屈曲した根管または狭窄した根管に対して，器具を無理な使い方で用いたとき．
（2）伸びたり，ねじ切れそうなどの変形したもの，錆びたもの，あるいは材質不良なものを使用したとき．
（3）患者が急に動いたとき．
（4）エンジン用器具（エンジン用リーマー，レンツロ）を高速回転で使用したり，無理な使い方をしたとき．

2）対応
（1）エックス線写真を撮影して，破折片の位置，太さ，長さ，根管の状態などを診査する（図7-4のa）．
（2）破折片の根管への嵌入状態を，探針やリーマー・ファイルなどで調べる．
（3）破折片が根管上部にあるときは，ピンセットや根管鉗子（図7-4のb）で除去する．

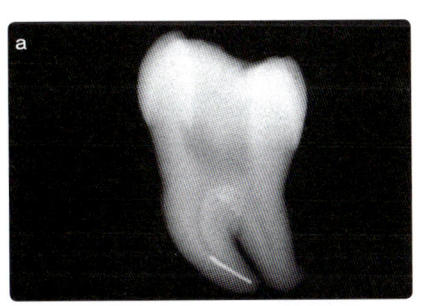

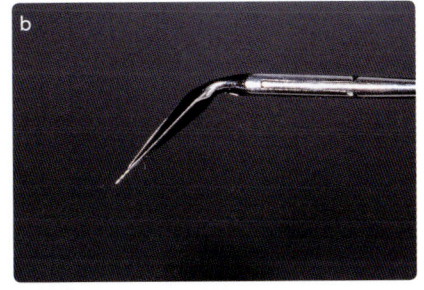

図7-4　a：ファイルの根管内破折．b：根管鉗子による破折片の除去（笠原悦男 著／戸田忠夫 ほか編：歯内治療学 第3版．医歯薬出版，東京，2007，p.295，296より引用）

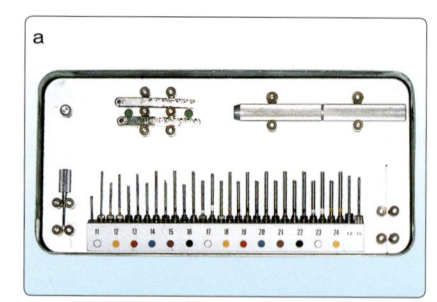

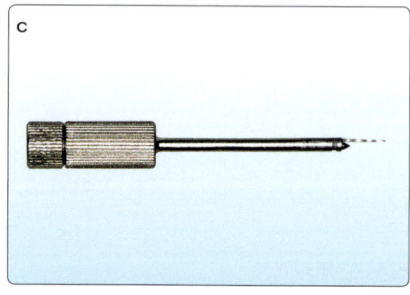

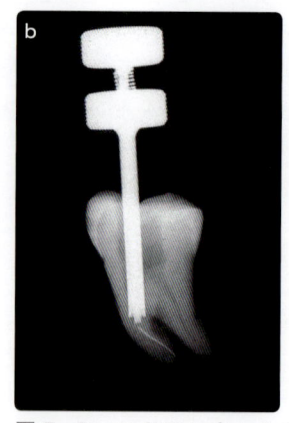

図7-5 マセランキットによる破折片の除去
a：マセランキット．b：破折片への到達．
c：エクストラクターによる破折片の把持．

（4）破折片が根管中央にあるとき
　①根が太くて比較的まっすぐなときは，マセランキット（図7-5）を使用できる．
　②破折片の側方を通過（バイパス形成）して，清掃拡大を遂行する．
　③超音波ファイルを破折片に接触させ，振動を与えて破折片を緩めて除去する．
（5）破折片が根尖付近にあるとき
　①前述の（4）の②を試みる．
　②破折片が歯根膜腔に突出していて除去できないときは，根尖切除法を行う．
　根尖病巣がない症例では，拡大器具の到達できない部分にはイオン導入などを行い，破折片を残留させたまま根管充填を行う．

イオン導入法
破折片の存在で拡大清掃の及ばない根管部分に対して，消毒効果を有する亜鉛や銀イオンを電気的に送り込む方法である．

7-3 根管治療後の根尖性歯周炎

　抜髄や感染根管治療を行った後に，術前には存在しなかった歯の挺出感や咬合痛，ときには自発痛などの症状が出現することがある．原因は処置行為を通じての医原性のものが大半であり，処置に際しては十分な予防策を講じておくことが必要である．

1）原因
（1）機械的刺激
①オーバーインスツルメンテーション
　局所麻酔下で抜髄が行われるとき，歯根膜も麻酔薬によって知覚が麻痺している．このため抜髄針，リーマー・ファイルなどを根尖孔外に突出さ

せても痛みはないので，不用意に突出させて根尖歯周組織に傷害を与える．とくに根尖孔の太い根では生じやすい．

②咬合性外傷

過高な仮封による咬合性外傷から根尖性歯周炎が引き起こされる．根管処置後の仮封は，必ずラバーダムを除去して咬合が高くないことを確認する．

③過剰根管充填

根管充填材のガッタパーチャポイントが根尖孔外に突出すると，根尖歯周組織を傷害し，根尖性歯周炎を引き起こす．

（2）化学的刺激

根管消毒剤にはタンパク質を凝固する作用を有するなど，強い消毒効果の半面で直接根尖歯周組織に触れると刺激性も強く，化学的刺激による根尖性歯周炎を起こす．根管内に貼薬綿栓(ペーパーポイント)（図7-6）が止まっている場合は，通例根尖歯周組織への貼薬薬剤の刺激は非常に少ない．しかし根尖孔を超えて根尖歯周組織に貼薬綿栓が突出すると，貼薬薬剤の化学的刺激と綿栓自体の機械的刺激による根尖性歯周炎が発生する．

（3）細菌感染

不完全な防湿法，滅菌消毒が不十分な器具の使用，感染歯質や根管内の感染物質の根尖孔外への溢出は，感染性の根尖性歯周炎を発生させる．

図7-6 ペーパーポイント

根管拡大後の清拭，滲出液の吸収や点検，消毒薬の根管貼薬などに用いられる紙製のポイントである．

2）対応

機械的刺激および化学的刺激によって発生した根尖性歯周炎は，刺激になっているものを除き，根尖歯周組織をさらに刺激するようなことを避けて，安静に保てば治癒に向かう．細菌感染によるものは，感染性の急性根尖性歯周炎に基づいて処置する．

7-4 器具の誤飲

抜髄および根管治療は，ラバーダム防湿下（図7-7）での無菌処置が原則であるので，治療器具の誤飲は起こりえない．誤飲が発生するのは，ラバーダムの装着が困難で，簡易防湿下にて行わざるをえない症例である．

根管治療時にリーマー・ファイルが舌の後方に落ちると，反射的に嚥下運動が起こり，落下した根管用小器具類は直ちに嚥下または吸引されてし

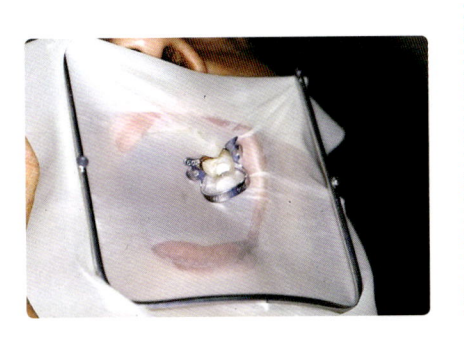

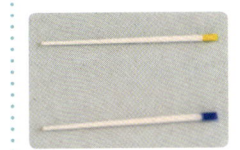

ラバーダム防湿法
⇒ p.41参照

図7-7 ラバーダム防湿

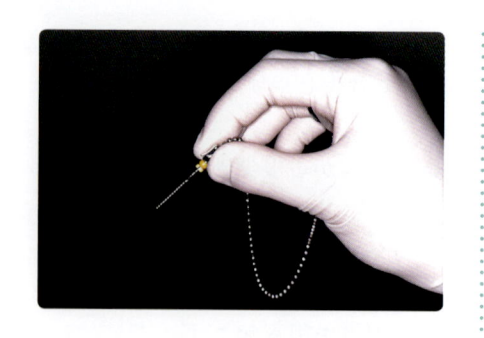

図7-8　リーマー・ファイルの嚥下防止のためのチェーンホルダー

まう．嚥下は食道から胃へと飲み込まれることであるが，吸引は嚥下より頻度は少ないが気管内に落下したもので，気管からさらに気管支，まれに肺にまで達することもある．

1）原因
① ラバーダムの未装着
② 術者の不注意による．
③ 患者の頭部を著しく仰向けた状態での後方歯の治療時に，また患者が急に動いたとき．

2）対応
　歯冠崩壊の大きな歯には隔壁を調整するなどを行って，すべての症例にラバーダム装着の努力を注ぐべきである．ラバーダム未装着での処置時には，指先で把持して使用するリーマー・ファイルなど口腔内に落下させやすい器具の取り扱いには，十分な注意と配慮が必要である（図7-8）．また，ラバーダム装着に先駆けてクランプを試適する際には，クランプを落下させない注意も忘れてはならない．
　まずエックス線写真を撮影して，嚥下か吸引かを確かめる．吸引の場合は，直ちに耳鼻咽喉科に搬送する．嚥下の場合は，線維性の食物を摂取させるとともに，安静を保たせる．エックス線撮影を続行して嚥下物の排泄まで監視下におき，また腸管穿刺のような症状の疑いがあれば，直ちに外科に転送する．

7-5　皮下気腫

　皮下気腫とは，処置操作を通じて皮下組織の疎性結合組織内に空気が侵入して，突然腫脹が生じるものである．発生状況により，ほとんど無痛性のものから著しい疼痛を伴うものまでさまざまであり，腫脹も当該組織を中心として顔面・頸部に腫脹を生じるもの，さらに腋窩から胸郭部へと波及して縦郭気腫を合併するものもある．腫脹は突発的に生じ，皮膚表面は緊張し，この部を触診すると捻髪音を発することもある．上顎の犬歯，第一小臼歯，第一大臼歯の根管治療時に発生頻度が高い．

疎性結合組織
比較的まばらな線維と細胞で構成される結合組織で，組織間隙に侵入が生じやすい．

1）原因

抜髄または感染根管治療時に，根管を乾燥しようとして圧搾空気を用いたために，根尖孔から周囲の疎性結合組織内に空気が侵入した場合と，根管洗浄時に発生した酸素が，根管口方向が塞がっていたために根尖孔外に溢出した場合に本症を起こす．

2）対応

根管の乾燥は圧搾空気の使用を控え，ペーパーポイントやブローチ綿花を用いて行うべきである．また，根管洗浄に用いる過酸化水素水が多量の酸素を発生させるので，液を根尖孔外に溢出させないよう配慮した操作が求められる．

顔面や顎下部などに突然腫脹が発生するために，患者は不安を示すので患者には十分な説明を行うことが肝要である．腫脹は1〜2週間で自然に消退する．感染の疑いのあるときは抗菌薬を投与する．気腫を早く消退させるために，温罨法やマッサージを行うこともある．

温罨法
患部を暖めることによって病状を緩和して，新陳代謝を活性化させる効果があるといわれている．

復習しよう！

1 根管治療中に生じた気腫の対応法はどれか．
a 経過観察
b 圧迫排気
c 根尖搔爬
d 歯肉切開

2 Kファイルの誤飲を防ぐのに有用なのはどれか．
a バキューム操作
b 水平位診療
c ラバーダム装着
d 開口器の使用

3 抜髄後の咬合痛の発現と関係があるのはどれか．2つ選べ．
a 患歯への局所麻酔
b 根管拡大
c 根管貼薬
d 咬頭削除

<解答>
1：a
2：c
3：b，c

chapter 8 歯内-歯周疾患

学習目標
- ☐ 歯内-歯周疾患の概要を説明できる．
- ☐ 歯内-歯周疾患の分類を説明できる．
- ☐ 歯内-歯周疾患の症状と診断を説明できる．

　歯髄と辺縁歯周組織がいかに密接に関連しているか．そのために発生する疾患や診断を迷わすような，似かよった症状が存在することを，Weineの分類に基づいて整理し，またその治療も学習する．

8-1　歯内-歯周疾患の概要

　歯髄と歯周組織は，解剖学的にも臨床的にも密接な関係にある．歯髄と歯周組織は通常，側枝，根尖分岐，髄管および根尖孔によって直接連絡がある．これらの連絡路によって，歯髄疾患が歯周組織に波及しまた逆の場合も存在する．歯髄から根尖孔を経て根尖歯周組織への疾患の波及は，歯内治療で通例みられる経過であるが，この根尖歯周組織からさらに辺縁歯周組織へと疾患が及ぶこともあり，また側枝，根尖分岐あるいは髄管を通って，直接辺縁歯周組織へ疾患が波及することもある．もちろん辺縁歯周組織の疾患から逆の経路で，歯髄への疾患の波及も存在する．

　以上のように，歯内と歯周にまたがる疾患には，両治療学に基づいた適切な治療を加えないと治癒は得られない．

1）歯内-歯周疾患の分類

　F.S.Weine は，歯内-歯周疾患の型には4つの型（図8-1）がみられることに基づいて，つぎのように分類し，この分類に従って必要な治療が予後を決定している．

Ⅰ類：臨床的およびエックス線的症状は歯周疾患に似ているが，実際は歯髄の炎症や壊死に原因があるもので，歯内治療を必要とする．

Ⅱ類：歯髄あるいは根尖歯周組織の疾患と歯周疾患の両方が，同一歯に生じるもの．歯内治療と歯周治療の両方が必要な症例．

Ⅲ類：歯髄には問題はないが，歯周疾患を治癒させるために歯内治療と歯根尖切除法が必要なもの．

Ⅳ類：臨床的およびエックス線的には歯髄あるいは根尖歯周組織の疾患のように見えるが，実際には歯周疾患によるものである．歯周治療を

髄管（歯髄歯根膜枝）
髄床底から根分岐部歯根膜に通じる副根管（管外側枝）で，根分岐部病変の原因となることがある．

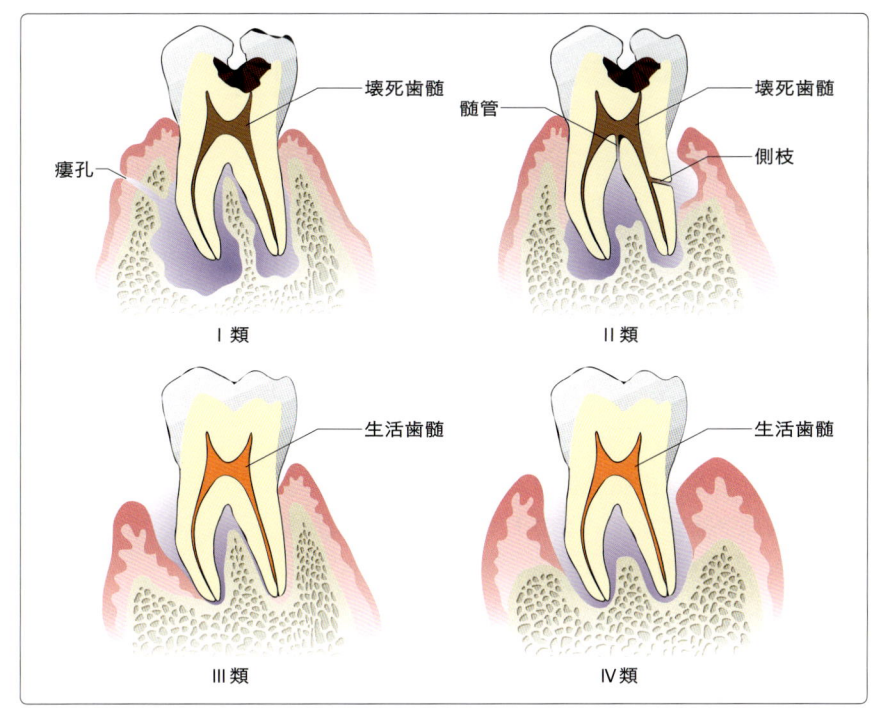

図8-1 歯内-歯周疾患のWeineの分類

行わなければ治癒しない．なお必要に応じて歯内治療も行う．

2）歯内-歯周疾患の症状と診断

□ Ⅰ類

①臨床症状

Ⅰ類の歯に起こる症状は，歯周疾患を思わせる歯の動揺，分岐部または骨頂付近の骨欠損，ポケットの深さ，打診痛，瘻孔，歯肉溝からの排膿，不快な味などがあり，これらの1つ以上のものが複合されて示されるので，歯周疾患が疑われる．また歯髄について診査を行うと，歯髄は歯髄壊死の所見を示す．

瘻孔
⇒ p.66, 72参照

図8-2 下顎左側第一大臼歯：Ⅰ類の症例
失活歯で根管処置が行われていない．根分岐部に達する歯周ポケットがあり，近心根の根尖部から根分岐部に連続したエックス線透過像がみられる．隣在歯には歯周疾患の所見はみられない．

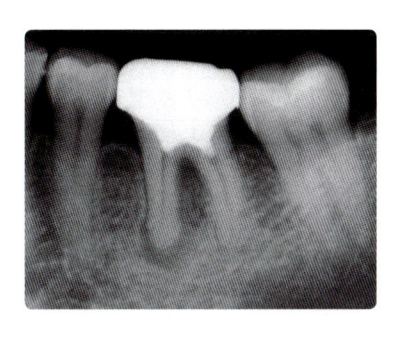

図8-3　下顎左側側切歯：Ⅱ類の症例
a：歯周疾患による高度の骨吸収がみられ，失活歯の下顎左側側切歯では根尖に達する吸収が確認された．b：下顎左側側切歯への感染根管治療と根管充填の結果，根管由来の歯内疾患である根尖病巣が改善された．

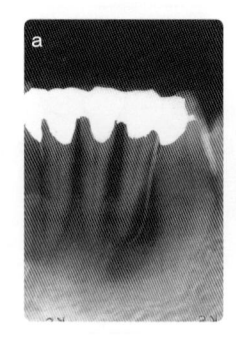

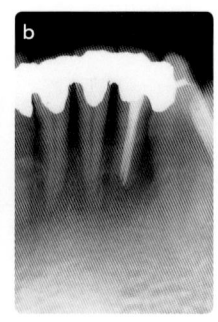

②診断
　臨床症状から歯周疾患が疑われるが，歯髄の状態が歯髄壊死の状態であること，さらに他の部位には歯周疾患がなく，この1本の歯にのみ重症な歯周病変化がみられることから，Ⅰ類の症例であると診断される（図8-2）．

□Ⅱ類
①臨床症状
　歯髄あるいは根尖歯周組織の疾患と歯周疾患が，同一の歯に生じた場合である．一般には歯周疾患が高度に進行しており，これが原因で根尖孔や側枝などから歯髄に病変が波及したものである．

②診断
　口腔内の多くの部位に歯周疾患があり，患歯についてはエックス線写真では根尖部まで達する骨吸収があり，また歯髄と根尖歯周組織の両方に疾患が存在することからⅡ類であることが診断される（図8-3）．

□Ⅲ類
①臨床症状
　典型的な例としては，多根歯で歯髄には異常は認められないが，1根の歯周組織に保存不可能な高度の歯周疾患が存在する．

②診断
　歯髄の診断では歯髄には異常を認めず，エックス線写真や歯周ポケットの測定などから，1根にのみ保存不可能な高度の歯周疾患が存在する症例がⅢ類である（図8-4）．

図8-4　下顎右側第二大臼歯：Ⅲ類の症例
生活歯であるが，遠心根に保存不可能な高度の骨吸収が生じている．

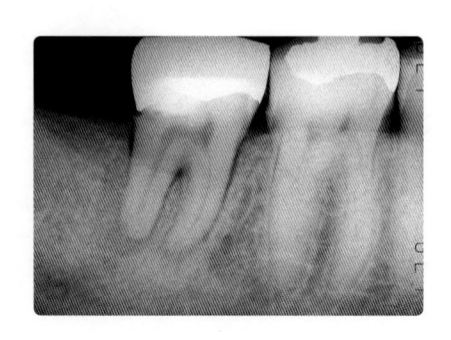

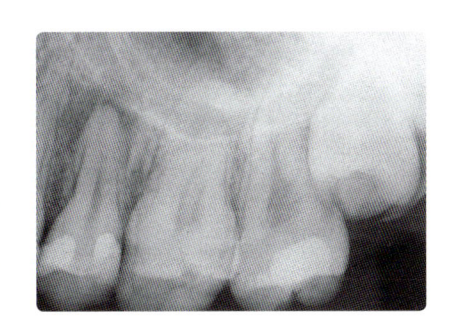

図8-5　上顎左側第二小臼歯：Ⅳ類の症例
根尖周囲に透過像がみられ，根尖病巣が疑われたが，歯髄は生活反応を示し，近心隣接面部に深い歯周ポケットが認められた．

☐ **Ⅳ類**

①臨床症状

　打診痛，歯の動揺，歯肉の腫脹などが存在する場合，これらの臨床症状が歯髄または根尖歯周組織の疾患が原因のように思われるが，実際には歯周疾患によって生じた臨床症状である．

②診断

　歯髄または根尖歯周組織の疾患によると思われる症状などが，はたして本当に歯髄または根尖歯周組織の疾患によるものかを調べる必要がある．瘻孔があればガッタパーチャポイントを挿入してエックス線写真を撮影し，根尖病巣によるものか歯周ポケットによるものかを鑑別診断する（図8-5）．

復習しよう！

1　歯内-歯周疾患の原因が歯周疾患であることを診断できるのはどれか．
a　打診痛
b　動揺度
c　生活反応
d　歯周ポケット

2　瘻孔の原因を診断するのに用いられるのはどれか．2つ選べ．
a　Kファイル
b　インピーダンス測定器
c　エックス線写真
d　ガッタパーチャポイント

＜解答＞
1：c
2：c, d

chapter 9 外科的歯内療法

学習目標
- □ 外科的排膿路の確保を説明できる．
- □ 根尖掻爬法を説明できる．
- □ 根尖切除法，逆根管充填法を説明できる．
- □ 歯根切断法，歯根分離法，ヘミセクションの違いを説明できる．
- □ 歯の再植法と移植法の違いを説明できる．

9-1 意義と目的

歯内治療の成功率は，抜髄症例で約90％，感染根管症例で約70％といわれている．この，残念ながら治癒にいたらなかった症例に対して，通常は再根管治療を施すが，それでも治癒しない症例も散見される．そこで，歯を保存する最後の方法として行われる処置が外科的歯内療法である．

通常の根管治療において治癒しなかった症例や，歯根囊胞，根尖孔外への異物の溢出などの根管外の要因によって歯内治療の失敗が引き起こされた場合，外科的アプローチが必要である．

9-2 種類

1）外科的排膿路の確保（膿瘍切開）

根尖性歯周炎が原因で膿瘍を形成している場合，根尖病変部の内圧の軽減や排膿を促進するために，膿瘍切開を行う．

（1）切開法

＜適応症＞

急性化膿性根尖性歯周炎の骨膜下期から粘膜下期で，膿瘍が粘膜下で波動を触れるとき．

＜術式＞（図9-1）

膿瘍周囲に浸潤麻酔を行い，切開を加える．鋭匙などを用いて膿瘍腔の掻爬を行い，生理食塩水などで洗浄する．口腔内と口腔外から行う方法がある．

（2）穿孔法

＜適応症＞

急性化膿性根尖性歯周炎の骨内期で，内圧が亢進して激痛がある場合

＜術式＞（図9-2）

ラウンドバーなどで，歯槽骨を穿孔し病変部を開放することにより，内圧の低下を図る．

波動
粘膜下で膿汁が動き，指で触知できる状態．

骨膜下期／粘膜下期
⇒ p.75参照

骨内期
⇒ p.74参照

図9-1　膿瘍切開

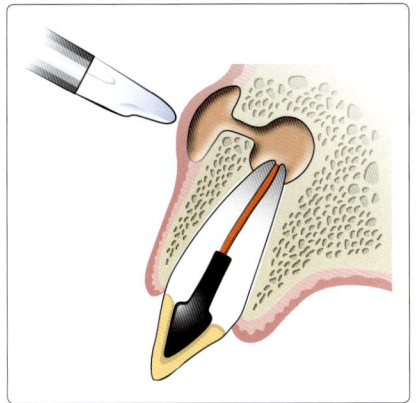

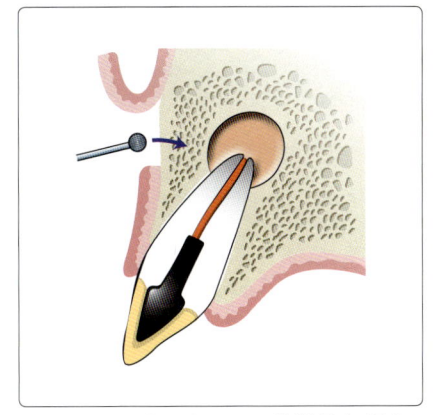

図9-2　ラウンドバーで歯槽骨を穿孔

2）根尖搔爬法

通常の根管治療では治癒が困難か，あるいは不可能な症例で，病変が生じている根尖部の歯根表面と病変部を搔爬し，取り除く方法である．

＜適応症＞
①根尖病変が大きく，感染根管治療では症状が改善しない症例
②根管内に除去不能なポストがあり，根管経由の治療ができない症例
③根尖孔外へ異物の溢出がある症例

＜術式＞（図9-3）
①浸潤麻酔
②歯肉を切開・剝離
③病変が皮質骨で覆われている場合は病変相当部の骨をラウンドバーなどで削除（歯根を傷つけないように注意する）
④根尖部周囲の病変を搔爬（舌側の取り残しに注意する）
⑤洗浄
⑥歯肉弁を戻し縫合

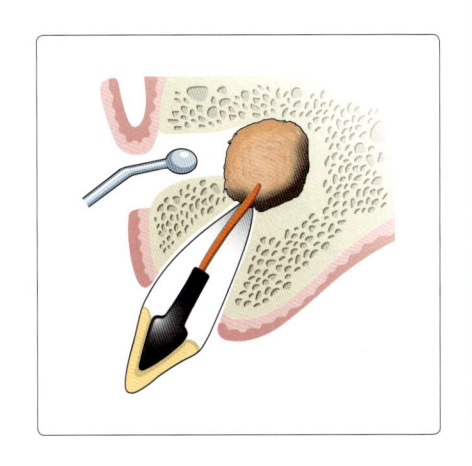

皮質骨
骨の表面の硬くて緻密な骨．内側の海綿骨を覆う．

図9-3　根尖搔爬法

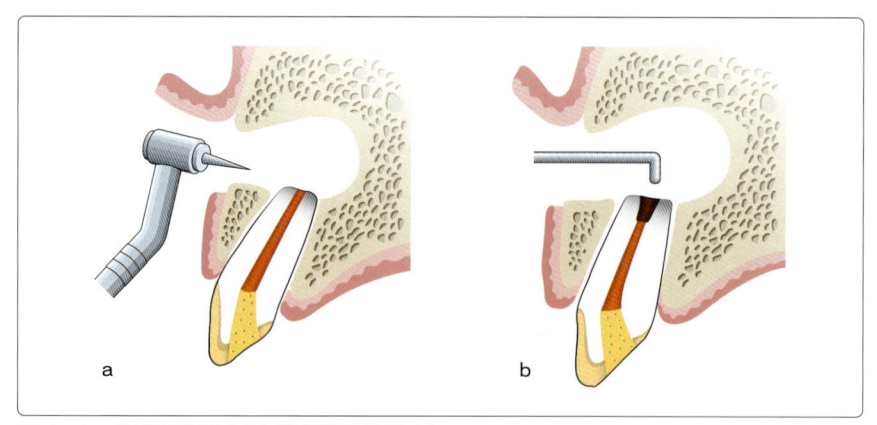

図9-4　根尖切除法(a)と逆根管充填法(b)

3）根尖切除法と逆根管充填法

通常の根管治療では治癒が困難か，あるいは不可能は症例で，病変部と，病変内に突出した歯根尖を除去し，感染を取り除く．

さらに，歯根切断部の緊密な封鎖を得るために，逆根管窩洞を形成して充填を行うのが，逆根管充填法である．

＜適応症＞
① 根尖病変があるが，除去できないポストや根の湾曲などで，根管経由の治療ができない症例
② 根尖部に根管の分岐や側枝が存在し，感染源の除去が完全にできない症例
③ 歯根吸収や以前の治療により根尖孔が開いており，根尖孔外へ感染が及んでいると思われる症例
④ 根尖部付近に穿孔がある症例
⑤ 大きな歯根嚢胞が存在する症例

＜術式＞（図9-4）
① 浸潤麻酔
② 歯肉を切開・剥離
③ 病変が皮質骨で覆われている場合は病変相当部の骨をラウンドバーなどで削除
④ バーなどで根尖を切除
⑤ 病変部の肉芽組織を掻爬
⑥ 病変部の洗浄
⑦ 切断面の根管に逆根管窩洞を形成
⑧ 逆根管充填：EBAセメント・MTA（mineral trioxide aggregate）
⑨ 歯肉弁を戻し縫合

EBAセメント
強化型酸化亜鉛ユージノールセメント

MTA
tricalcium silicate を主成分としたセメント

逆根管窩洞形成
以前はラウンバーなどを用いていたが，最近では超音波のレトロチップを用いて形成する．

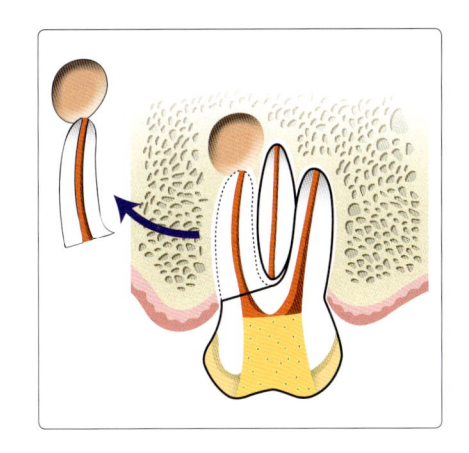

図 9-5　歯根切断法

4）歯根切断法
　上顎大臼歯部など複根歯に適用される外科的歯内療法で，1根の歯根のみを除去する方法．他の歯根と歯冠部はそのまま残して歯を保存する．
＜適応症＞
　①1根のみに大きな根尖病変が存在する症例
　②1根のみに歯内‐歯周病変が存在する症例
　③1根のみに器具の破折や穿孔がある場合
＜術式＞（図9-5）
　①保存する歯根の感染根管治療と根管充塡をしておく
　②浸潤麻酔
　③歯肉の切開・剝離
　④抜去する歯根をバーで削除
　⑤ヘーベルによる歯根の抜去
　⑥切断面の研磨
　⑦歯肉弁を戻し縫合

5）歯根分離法（ルートセパレーション）
　下顎大臼歯など複根歯に適応．髄床底部で歯根を分割し，抜去することなく両方の根を保存する．その後の修復には通常は連結冠を用いる．
＜適応症＞
　①大きな根分岐部病変が存在する症例
　②髄床底に穿孔がある症例
　＊いずれも両方の歯根の骨植が良好な症例に限る．
＜術式＞（図9-6）
　①有髄歯であれば抜髄，根管充塡をしておく．
　②浸潤麻酔
　③髄床底部から歯冠部まで分割
　④できるだけ早期に，それぞれの根に支台築造を行い連結冠を装着

歯内‐歯周病変
⇒ p.114参照

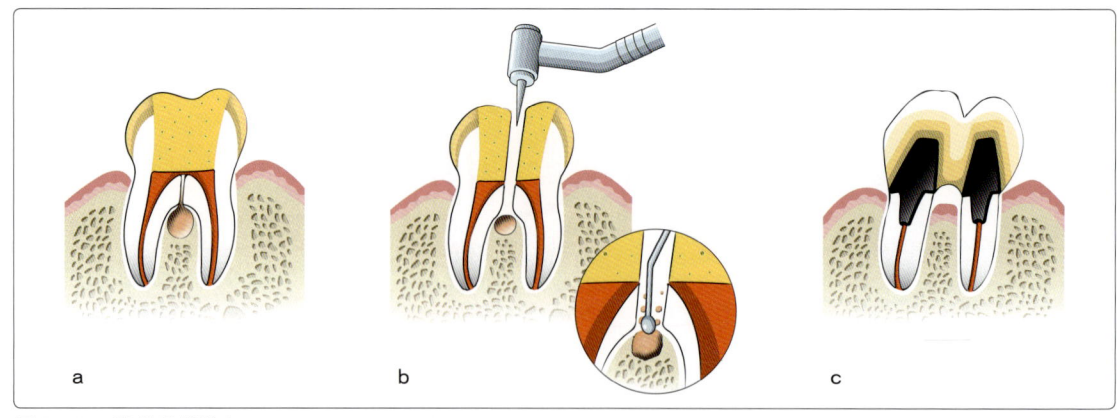

図9-6　歯根分離法（ルートセパレーション）
a：根分岐部病変．b：バーで分割し病変を除去．c：それぞれの根に支台築造を行い，連結冠で補綴処置を行う．

6）ヘミセクション

　下顎大臼歯に適応される方法で，歯を根分岐部で分割し，一方の歯根を歯冠ごと除去する方法．上顎大臼歯は3根あるので，1根をその歯冠ごと除去し他の2根を保存する場合は，トライセクションという．

＜適応症＞
　①1根のみに歯根の湾曲や石灰化，器具の破折があり歯内治療が困難な症例
　②1根のみに歯根破折が存在する症例
　③1根のみに根尖部付近までの歯周ポケットが存在する症例
　④根分岐部に穿孔が認められる症例
　⑤1根のみに大きな根尖病変が存在する症例

＜術式＞（図9-7）
　①保存する根の感染根管治療を行い，根管充填をしておく
　②浸潤麻酔
　③分岐部に沿ってバーで分割

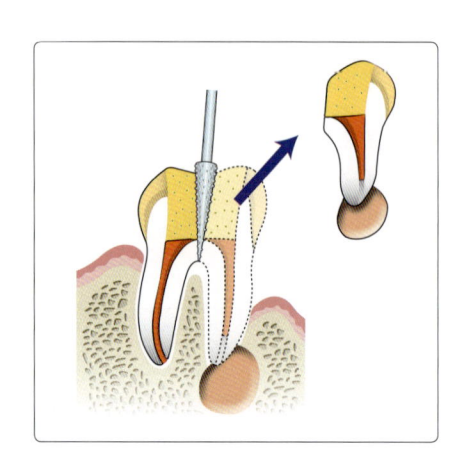

図9-7　ヘミセクション

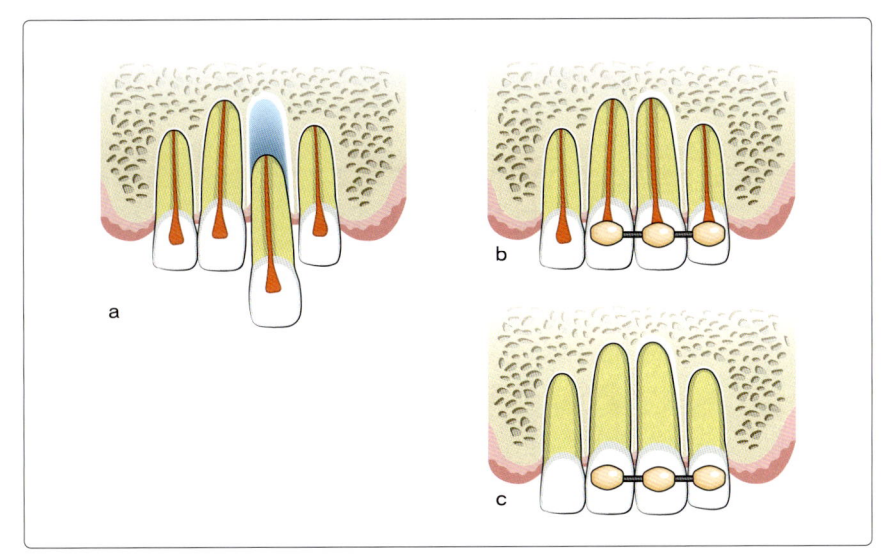

図9-8 歯の再植法
a：脱落した歯を抜歯窩に戻す．b：両隣在歯と固定を行う．c：一定期間経過観察を行う．

　④保存不可能な根を歯冠部とともに抜去
　⑤保存した歯に支台築造，前後の歯とブリッジなどの修復処置

7）歯の再植法

　抜歯窩から外傷などによって脱臼して口腔内から出た歯を，元の抜歯窩に戻す処置．また，何らかの原因で根管処置が奏効しない場合に，意図的に抜歯し口腔外で根管治療や根管充填を行い抜歯窩に戻す方法を，意図的再植法という．
＜適応症＞（図9-8）
　①脱臼歯
　②根尖病変が認められるが，根管からの治療が困難な症例
　③根尖孔外への異物の溢出や，穿孔，破折が認められる症例

8）歯の移植法

　なんらかの原因で抜歯が行われた部位，またはすでに歯が欠損している部位（需要側）に，機能していない歯（供給側）などを抜歯し移植する方法である．
＜供給側としての適応症＞（図9-9）
　①智歯
　②転移歯
　③矯正治療のために便宜抜歯を行う歯

便宜抜歯
歯に問題はないが，矯正治療時にスペースが足りない場合などに行う抜歯．通常，小臼歯を抜歯する．

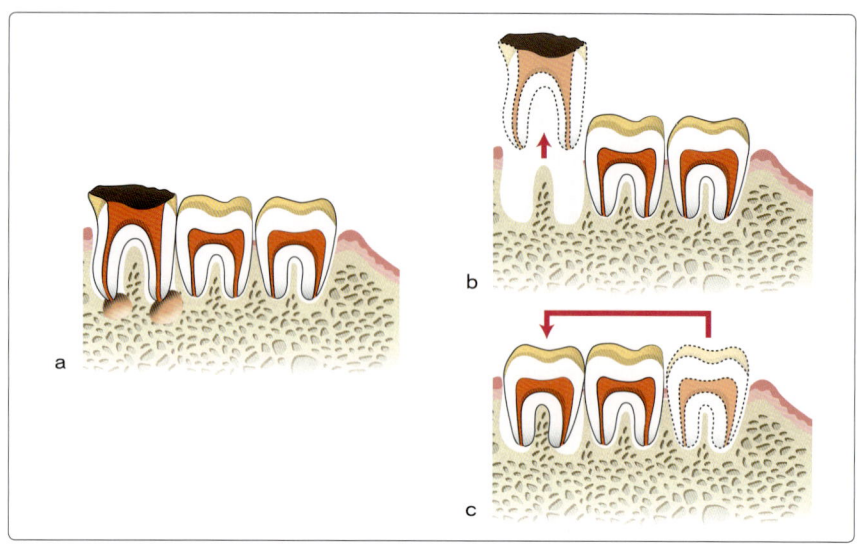

図9-9　歯の移植法
a：下顎左側第一大臼歯は保存不可能．b：下顎左側第一大臼歯を抜歯．c：下顎左側第三大臼歯を抜歯して下顎左側第一大臼歯に移植する．

参考文献

1）戸田忠夫，中村　洋，須田英明，勝海一郎．歯内治療学　第3版．東京：医歯薬出版，2007.
2）須田英明，中村　洋（編）．第3版 エンドドンティクス．京都：永末書店，2010.

復習しよう！

1　正しい組合せはどれか．

a　急性化膿性根尖性歯周炎―根尖搔爬
b　髄床底穿孔―――――――根尖切除
c　脱落歯―――――――――移植
d　歯根破折―――――――――ヘミセクション

2　根尖除去法の適応法はどれか．

a　1根のみに歯内‐歯周病変が存在する場合
b　髄床底に穿孔がある場合
c　大きな歯根囊胞が存在する場合
d　急性症状があり粘膜下に膿瘍が存在する場合

〈解答〉
1：d
2：c

chapter 10 マイクロスコープを使用した歯内治療

学習目標
- □顕微鏡の利点が説明できる．
- □顕微鏡使用時の注意点を説明できる．
- □顕微鏡用器具について説明ができる．
- □歯内治療における顕微鏡の適応症が説明できる．

10-1 顕微鏡下の根管治療

　根管治療は，う蝕など口腔内細菌が原因で歯髄に炎症が起こった場合に，保存不可能な歯髄の除去を行ったり，感染した根管を機械的・化学的に無菌化し，その後，根管充塡を行い再感染を防ぐことにより，歯を保存する治療である．しかし，根管内の形態は複雑で肉眼では確認が難しく，以前は手さぐりで治療が行われていた．そのため，再治療の症例では器具の届きにくい部位の感染が除去されずに残っていることが多くみられる．

　近年，歯科においても顕微鏡（図10-1）が急速に広まりつつあり，今まで見えなかった複雑な形態を見ながら処置が行えるようになった．

1）顕微鏡下の3つの利点
①拡大：視覚強化
②照明：視覚強化
③記録：コミュニケーションツールとして有用（患者・スタッフ・学生との視覚共有）（図10-2）
（1）動画記録（図10-5）
（2）静止画記録（図10-5）

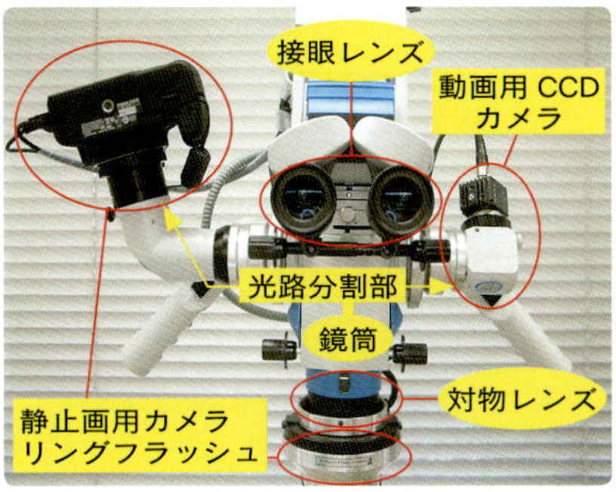

マイクロスコープ
（歯科用実体）顕微鏡ともよばれ，約3〜20倍で歯などの観察対象物をそのままの状態で拡大し観察できる．立体視が可能で，観察しながら治療を行うことができる．

視覚強化
肉眼では見えない部分を効率的な倍率に拡大することにより，より細かな診断が可能となり，確実な治療が行える．また，照明が視線と同軸であることも顕微鏡の特徴であり，直線根管では根尖孔部まで確認が可能である（図10-3，4）．

図10-1　顕微鏡の基本構造

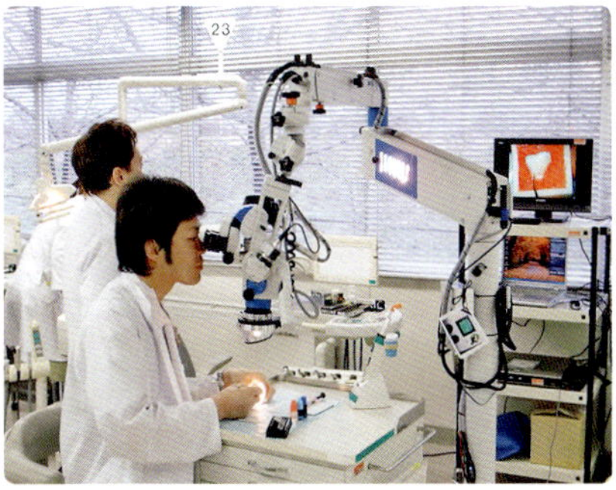

図10-2　コミュニケーションツール（患者・スタッフ・学生との視覚共有）

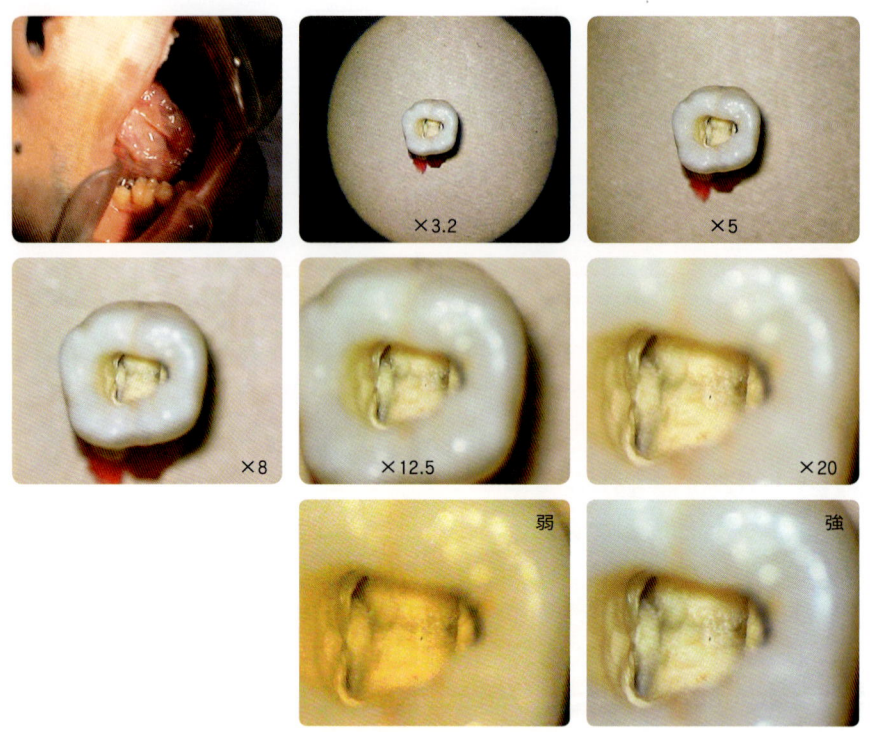

図10-3 術野の拡大と照明

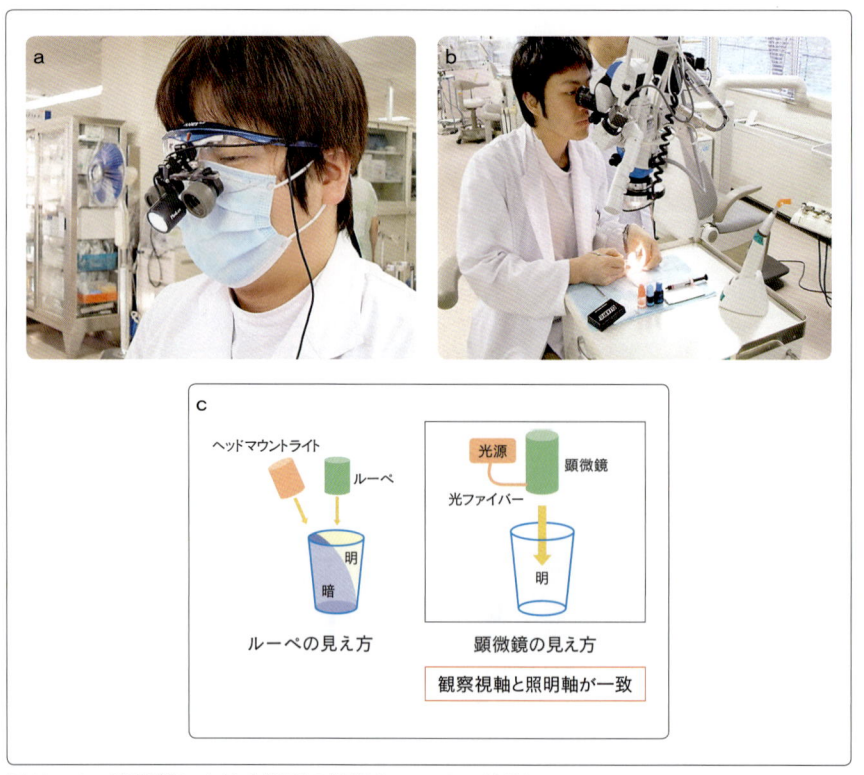

図10-4 顕微鏡における照明の特徴(ルーペとの比較)

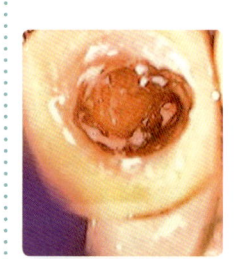

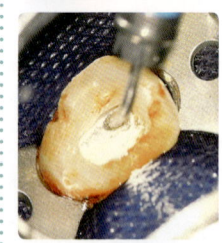

図10-5 動画・静止画の記録

2）顕微鏡使用時の注意点

　術者が顕微鏡を覗きながら処置を行う場合，より詳細な拡大した視野を確保することが可能となるが，一方で視野がとても狭くなる．そのため，痛みを感じている患者の表情など，通常の視野では見逃すことのないものが，顕微鏡を覗いた視野では見えなくなるという注意点がある．

　処置中は術者の手が一定の範囲内に維持できるよう，器具の受け渡しの際など一連の動作がスムーズに行えるよう，アシスタントワークも重要となる．

3）顕微鏡使用時の特殊器具

　①表面反射ミラー（図10-6）
　②顕微鏡用の超音波チップ（図10-7）
　③マイクロデブライダー（図10-8）

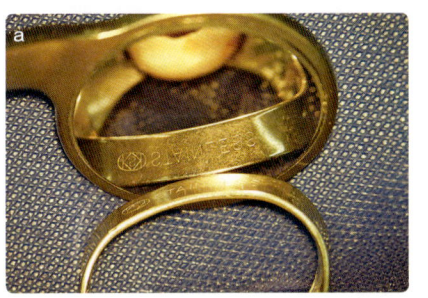

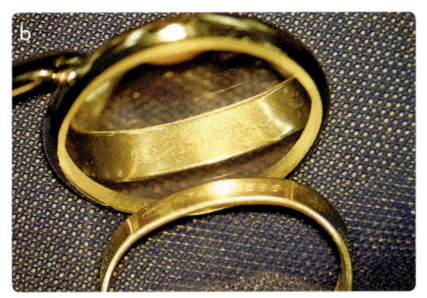

図10-6　a：表面反射ミラー，b：通常の歯科用ミラー

表面反射ミラー
通常の歯科用ミラーでは拡大して観察対象物を見ると，ガラス内の反射面とガラス表面の光の反射で二重に見えてしまう．そのため，顕微鏡使用時は表面反射ミラーという表面のみで反射する特殊なミラーを用いる．

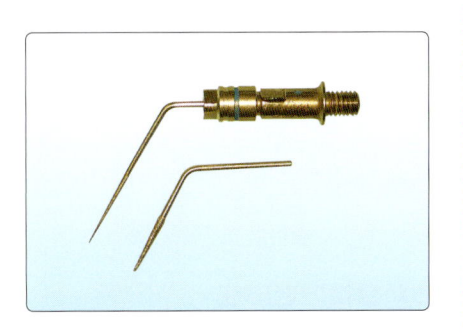

図10-7　顕微鏡用の超音波チップ

顕微鏡用超音波チップ
通常の超音波チップより細く，顕微鏡で観察しながら処置を行っても視界を妨げない構造になっている．

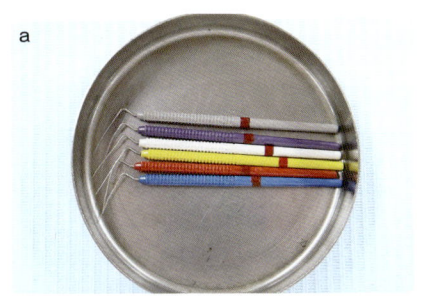

図10-8　マイクロデブライダー（b：先端）

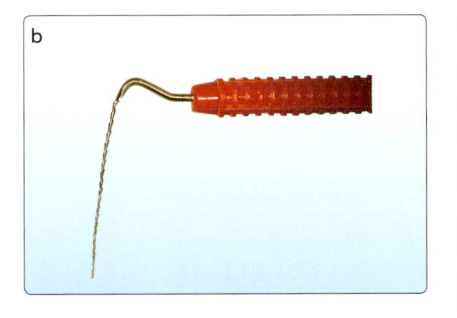

マイクロデブライダー
顕微鏡で観察しながら処置を行う場合に，根管が指で隠れてしまうことがないよう，ファイルに取っ手がついた形態の器具．

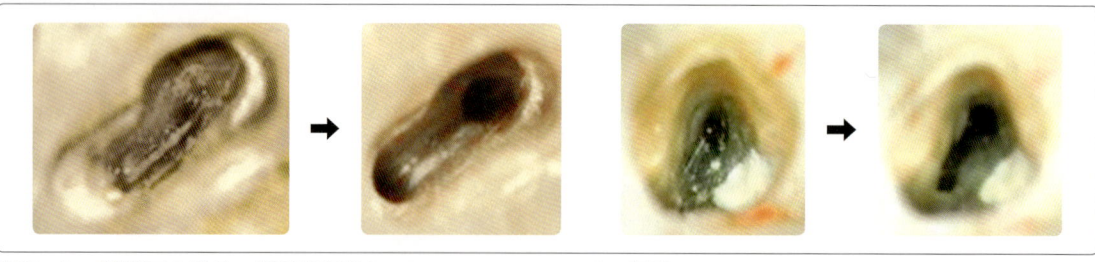

図10-9　根管口の明示・根管狭窄部（MB2, フィン, イスムス）の探索

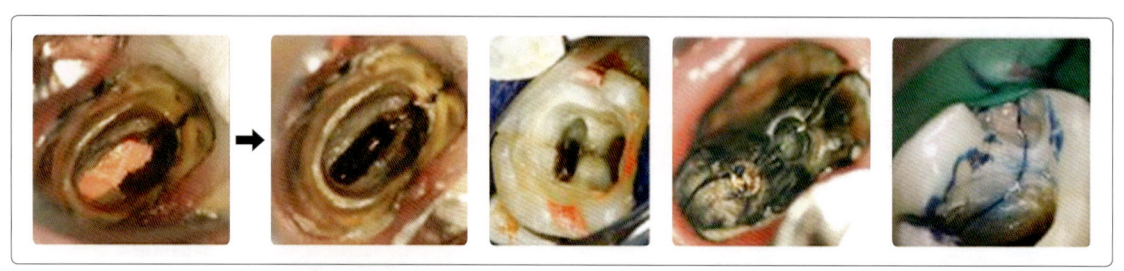

図10-10　根管内亀裂・破折線の確認

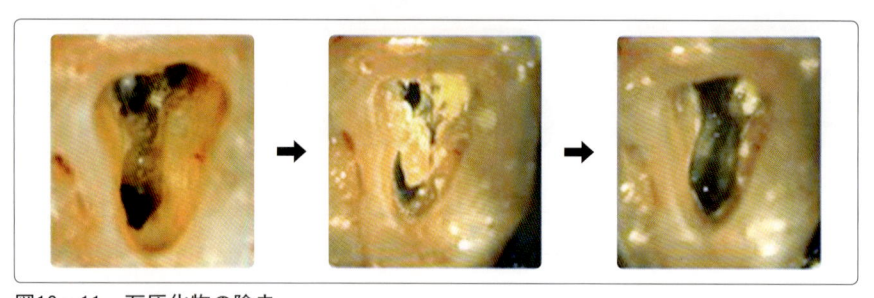

図10-11　石灰化物の除去

4）歯内治療における顕微鏡の適応症
①髄室開拡（図10-9）
②根管口の探索・明示（図10-9）
③根管狭窄部（MB2, フィン, イスムス）の探索（図10-9）
④根管内亀裂・破折線の確認（図10-10）
⑤石灰化物の除去（図10-11）
⑥根管内異物の除去（破折器具など）（図10-12）
⑦穿孔部封鎖処置（図10-13）
⑧外科的歯内療法（根尖切除手術）（図10-14）

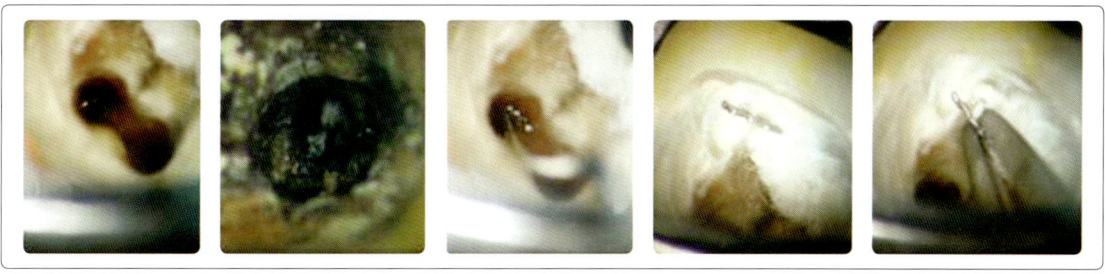

図10-12　根管内異物の除去（破折器具など）

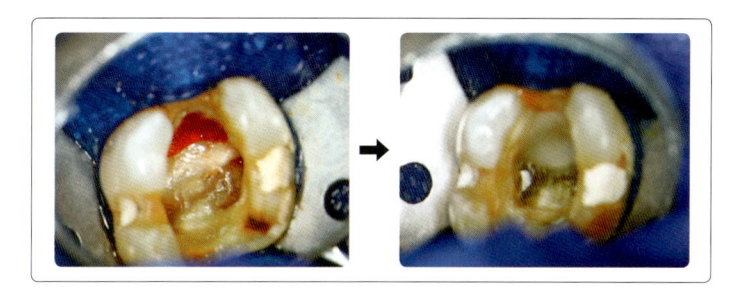

図10-13　穿孔部封鎖処置

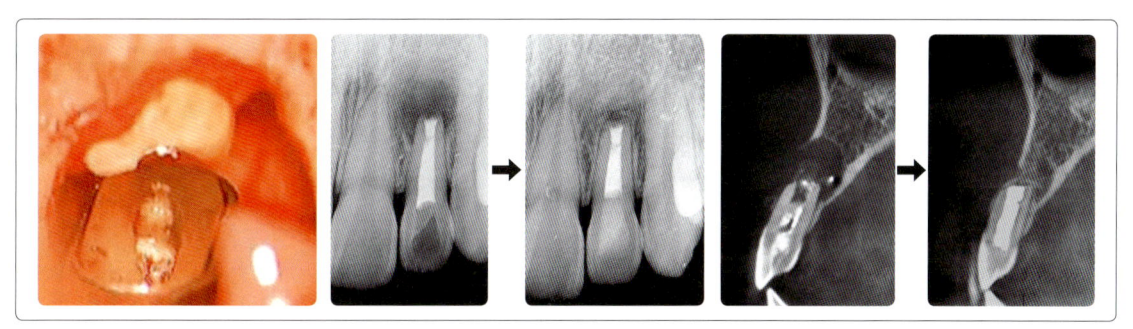

図10-14　外科的歯内療法（根尖切除手術）

10-2　マイクロサージェリー

　歯内治療では，根尖部の複雑な形態や側枝など，通常の根管治療では除去できない部位に感染した場合，物理的にその部位を切除する外科的歯内療法（根尖切除手術）を行うことにより，歯が保存できる可能性がでてくる（詳しい処置方法は⇒chapter 9を参照）．しかし根尖部の形態は複雑で，以前から行われていた肉眼下でラウンドバーを用いた処置では，切断面の状態・感染部の除去・イスムス・亀裂などの確認を正確に行うことが難しく予後不良の症例が少なくなかった（成功率約60％）．

　顕微鏡下で専用の器具（マイクロミラーや超音波チップ）を使用して処置を行うと，骨削除の縮小・浅いベベルでの切断・切断面の検査・イスムスの除去・根管に沿った根管形成・根管充填材の正確な充填が行える利点があり，経過も良好な症例が増えたことが確認されている（成功率約90％）．

> マイクロサージェリー
> 歯内治療の分野では主に，外科的歯内療法（根尖切除手術）時に顕微鏡を用いて行うことを指す．

参考文献

1) Schwartz-Arad D, et.al. A retrospective radiographic study of root-end surgery with amalgam and intermediate restorative material. Oral Surg Oral Med Oral Pathol Oral Radiol Endod 2003；96：472-7.
2) Wesson CM, et.al. Molar apicoectomy with amalgam root-end filling: results of a prospective study in two district general hospitals. Br Dent J 2003；195：707-14.
3) Testori T, et.al. Success and failure in periradicular surgery: a longitudinal retrospective analysis. Oral Surg Oral Med Oral Pathol Oral Radiol Endod 1999；87：493-8.
4) Chong BS, et.al. A prospective clinical study of Mineral Trioxide Aggregate and IRM when used as root-end filling materials in endodontic surgery. Int Endod J 2003；36：520-6.
5) Rubinstein RA, Kim S. Short-term observation of the results of endodontic surgery with the use of a surgical operation microscope and Super-EBA as root-end filling material. J Endod 1999；25：43-8.
6) Rubinstein RA, Kim S. Long-term follow-up of cases considered healed 1 year after apical microsurgery. J Endod 2002；28：378-83.

復習しよう！

1　顕微鏡の利点で誤っているのはどれか.
a　拡大して観察できる.
b　明るい照明で観察できる.
c　治療の記録ができる.
d　視野が広がる.

2　顕微鏡の適応症で誤っているのはどれか.
a　根管狭窄部の確認
b　湾曲根管の拡大・形成
c　穿孔部封鎖処置
d　外科的歯内療法

＜解答＞
1：d
2：b

chapter 11 高齢者の歯内治療

学習目標
- □ 高齢者と成人の歯内治療の違いを説明できる．
- □ 高齢者の歯と口腔の特徴を説明できる．
- □ 全身疾患に罹患した患者の歯内治療時の留意点を説明できる．

11-1 高齢者と成人の歯内治療の違い

　近年，国民の長寿化と歯科医療の進歩で，残存歯の多い高齢者が増加してきた．それに伴い，高齢者に歯内治療を行う機会が増加しつつある．また，この傾向は今後ますます強まることが予想される．

　高齢者の歯内治療ではとくに2つの事柄に留意し進める必要がある．ひとつは歯と口腔の変化，もうひとつは全身状態の変化である．前者では，歯と髄室，および根管の形態的変化，歯周組織の変化，口腔環境の変化などが，後者では全身疾患への罹患率の上昇，治癒力の低下などが挙げられる．

1）歯と口腔の変化

　高齢者の歯内治療では，加齢変化として第二象牙質の形成が増加することによって髄室と根管が狭小になり，根管口や根管の発見が困難になる．根管口や根管の探索中に，髄床底や髄室側壁に誤って穿孔を生じないように十分注意しなければならない．さらに，高齢者では咬耗，摩耗，慢性う蝕，根面う蝕および象牙(質)粒（図11-1〜3）の増加など，髄室と根管を

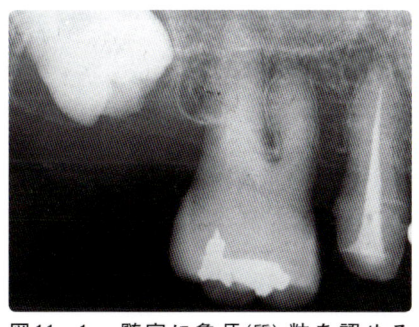

図11-1　髄室に象牙(質)粒を認めるエックス線写真
上顎右側第一大臼歯の髄室に石灰化物を認める．

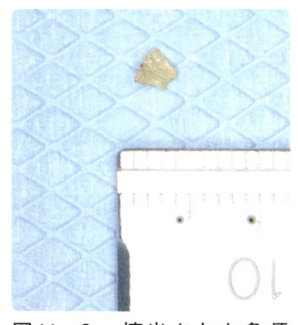

図11-2　摘出された象牙(質)粒

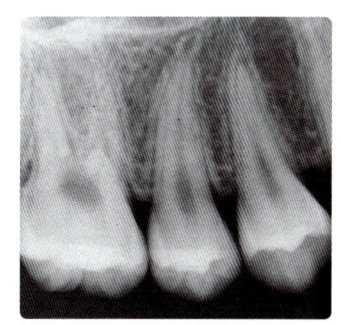

図11-3　歯髄腔が明瞭に観察できる若年者のエックス線写真

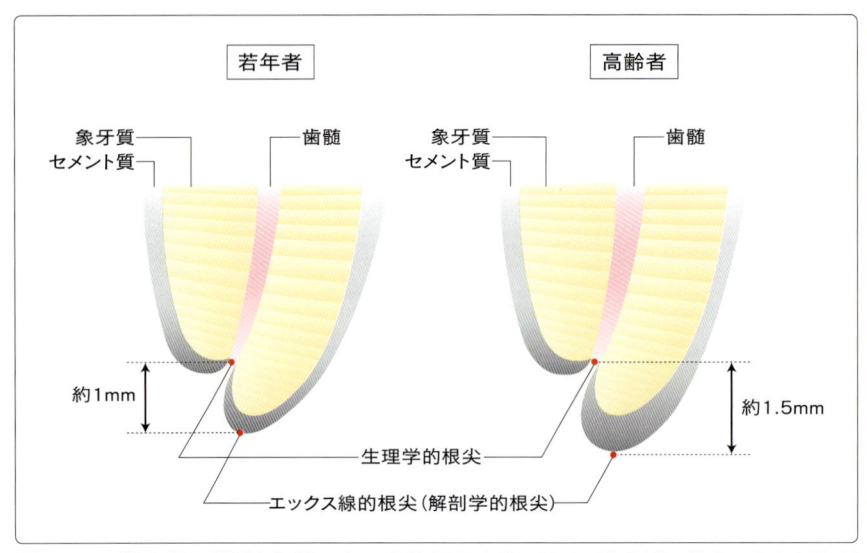

図11-4 根尖部の解剖と加齢による変化(月星光博,福西一浩 編著:治癒の歯内療法 新版.クインテッセンス出版,2010より改変)
セメント質の添加により生理学的根尖とエックス線的根尖の位置関係が変わる.

狭小にする疾患を有する割合が増加し,それらに罹患している歯では根管の発見はさらに困難になる.

歯は咬合力で,少しずつ移動する.咬合力がかかると,歯根表面ではセメント質の添加と吸収を繰り返しながら増齢的にセメント質が添加していく.エックス線写真を応用して根管長を決定するとき,生理学的根尖(象牙-セメント境)の位置は変わらないが,高齢者では根尖部に添加したセメント質によってエックス線的根尖と生理学的根尖との相対的な位置関係が変化する.そのことに留意して根管長を決定する必要がある(図11-4).

また,高齢者では歯周疾患への罹患率と重篤度が進むので,根面う蝕や歯内-歯周疾患が多発することになる.とくに歯内-歯周疾患では,歯の保存の可否を的確に診断することが難しい症例が増加する.

さらに,高齢者では唾液の分泌量が減少し,このことは,う蝕歯数とう蝕歯面数の増加の原因になる.

2)全身状態の変化

高齢者の歯内治療は,原則的には成人と変わらないが,患者の全身状態の変化に配慮しなければならないことが多くなる.すなわち,高齢者は高血圧症や心疾患などの全身疾患に罹患していることが多く,また,腰痛などの持病をかかえていることが多い.具体的には継続的に服薬している患者では,投薬や麻酔に注意を払わなければならない.また,長時間の治療や,仰臥位での治療が難しくなる.

象牙-セメント境
根管の最狭窄部で,歯髄は根尖部の象牙-セメント境で歯根膜組織に自然移行する.歯内治療はここまで行う.

さらに，高齢者では治癒力の低下がみられる．すなわち若年者に比べて，根尖病変の治癒に時間がかかるために，歯内治療後の予後判定では長期にわたって経過を観察していく必要がある．

11-2 歯内治療と全身疾患

1）高血圧症

まず，初診時に高血圧症であることを確実に把握する必要がある．高血圧症は加齢とともに増加するので，自覚できていない隠れた高血圧症患者や不適切な治療を続けている患者，自己判断で降圧剤を服薬していない患者なども多い．

処置中は血圧の急激な上昇を認めることがあるため，モニタリングしながら行う．来院後すぐは血圧が上昇していることが多いので，様子を少しみて血圧が落ち着いてから処置を開始する．痛みなどが血圧上昇の原因となる．したがって，疼痛を与えないように，また我慢しないようにさせる．麻酔時は麻酔針の刺入や麻酔液の注入をゆっくり行う．

血圧の異常な上昇時は処置を中断し休息を取り，血圧の十分な降下を確認しなければならない．

2）狭心症

ニトログリセリンの舌下錠を準備しておく必要がある．また，ハイリスクの患者は術前にニトログリセリンを服用させ，麻酔液にはエピネフリン配合の使用を避け，フェリプレシン配合のプロピトカインを選択する．

治療時には心電図モニタリングを必ず行い，発作時は座位でニトログリセリンを服用させ，必要に応じて酸素吸入する．

3）心筋梗塞

発症後6か月以内は歯科治療を避け応急処置にとどめ，6か月経過後に治療を開始する．発症後6か月以内でも急性化膿性歯髄炎のように鎮痛剤でコントロールできない疼痛のある疾患には処置が必要となる．

抗凝固薬服用患者に外科的歯内療法を行う場合は，減量，中止について主治医に照会しなければならない．

4）糖尿病

歯内治療では外科的歯内療法時にとくに留意が必要な疾患である．出血しやすく，止血しにくいので注意する．また，易感染性であるため，術前から抗菌薬を投与する．痛みなどは低血糖症発症の可能性があるので注意する．診療は空腹時を避けて行う．

高血圧症
持続的に血圧が上昇している状態．成因が不明な本態性高血圧症と他の疾患によって発症する二次性高血圧症とがある．高血圧症の進行は緩徐で，初期には自発症状はないが，進展すると臓器障害や心血管病を引き起こす．

狭心症
心筋に酸素や栄養を送る冠動脈の狭窄によって一過性の可逆的な心筋虚血を生じ，胸痛をきたす疾患．

心筋梗塞
冠動脈閉塞によって，冠動脈が支配する領域の心筋に不可逆的な壊死が生じる疾患．壊死領域が広いほど重症．

糖尿病
インスリン作用の不足による慢性高血糖を主徴とする疾患．罹患が長期に及ぶと他の臓器の合併症や動脈硬化などを招く．

5）感染症（ウイルス性肝炎，エイズ）

術者と他の患者への感染対策に注意する．体液に直接触れないことがもっとも大事で，ラバーダムも感染リスク低減になる．

また，感染しているが症状の出ていない無兆候性キャリアへの対策を考慮する必要がある．全患者を感染症患者として同一に扱うスタンダードプレコーションの概念が大切になる．

ウイルス性肝炎
肝炎ウイルスの感染によって，肝臓に急性あるいは慢性の炎症が生じた状態．一般的にはA〜E型肝炎ウイルスによって引き起こされる．

復習しよう！

1 高齢者の歯の特徴はどれか．2つ選べ．
a 歯根の外部吸収
b 歯根膜腔の拡大
c 象牙粒の形成
d 歯肉の退縮

2 歯髄腔狭窄の原因となるのはどれか．2つ選べ．
a う蝕
b 脱臼
c 咬耗
d 漂白

3 易感染性の疾患はどれか．
a 高血圧
b 糖尿病
c 心筋梗塞
d C型肝炎

＜解答＞
1：c, d
2：a, c
3：b

chapter 12 根管治療後の歯冠修復

学習目標
- □支台築造について説明できる．
- □根管治療後の歯冠修復について説明できる．

12-1 支台築造と歯冠修復

　根管充填歯に行う歯冠修復は，残存歯質の量によって処置法が異なる．残存歯質が十分に確保されている症例では，コンポジットレジンを用いた修復が可能であり，残存歯質が少ない症例では，支台築造を行い全部被覆冠の適応となる．近年，支台築造による歯の破折が問題になっている．歯の破折を誘発させたり，根管充填によって得られた封鎖性を低下させたりするような支台築造は避けなければならない．

12-2 支台築造法

1）鋳造金属による支台築造（図12-1）

　歯冠部歯質の残存量が少なく，歯冠部分に保持が頼れない症例に根管内ポスト部と歯冠築造部（コア）を一体とした鋳造物による築造が適応される．

2）鋳造金属を用いない支台築造

（1）成形材料による支台築造
- コンポジットレジン
- アマルガム
- 従来のセメント（充填用，合着用など）

（2）成形材料と既製ポストによる支台築造

　成形材料としてはコンポジットレジン，既製ポストとしてはステンレス鋼，チタン合金，純チタンなどの金属製ポスト，ガラス繊維強化型プラスチック製のファイバーポストがある．これは，FRP（Fiber Reinforced Plastic）といわれる直径約10μmの樹脂を束ねたファイバー製のポストである．審美性に優れるという点ではセラミックポストもある．

3）根管充填歯に支台築造を行う際の注意点

（1）根管充填歯の破折

　支台築造の形成によってさらに歯質は削除される．

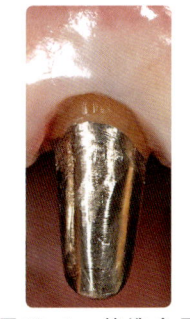

図12-1 鋳造金属（メタルコア）による支台築造

（2）根尖部の封鎖性

　根管充填材を4mm以上残す．
（3）健全歯質の確保（ミニマルインターベンションの導入）

　健全歯質は可能な限り残す．

4）歯根破折を引き起こさないための注意点

　鋳造金属による築造体は破折強度に優れているが，歯根破折を引き起こす原因ともなる．

　この理由として，金属ポストと歯質（象牙質）とでは硬さと弾性係数に大きな差があることが挙げられる．

（1）ポストの長さ・太さ

　従来，太さは歯根の1/3の大きさが必要とされてきたが，現在では強度の許す限り細いポストにするほうがよいとされている．

（2）ポストのテーパー

　テーパーが大きいと保持力が低下し，根尖方向の楔作用で歯根破折を生じる．

（3）残存歯質の菲薄化

　下顎大臼歯の近遠心両根管の分岐部側，上顎大臼歯の頬側近遠心両根管の分岐部側では注意しないと歯質が薄くなり板状に穿孔を生じる．

12-3　根管処置後の歯冠修復

1）コンポジットレジン修復（図12-2）

（1）前歯部

　唇側エナメル質が十分残っている症例．

（2）臼歯部

　歯冠部残存歯質量が多く過剰な咬合力がかからない症例．

2）メタルアンレー修復

　メタルアンレーは残存歯質の保護を目的として，臼歯咬頭の大部分を被覆するように修復する．

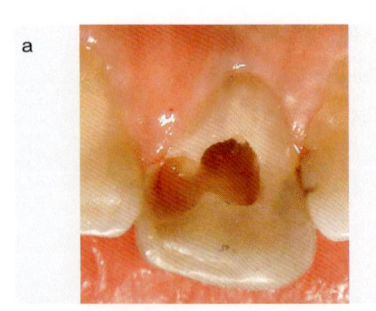

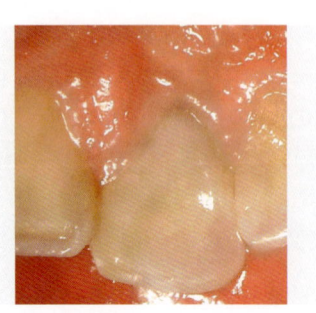

図12-2　コンポジットレジンによる歯冠修復（a：術前，b：術後）

ミニマルインターベンション

2000年にFDI（国際歯科連盟）により，Minimal Intervention Dentistry（MI：最小限の侵襲に基づく歯科医学）が提唱され，歯の治療において，歯質や歯髄への犠牲を最小限に抑え，本当に悪くなったところだけを削除して修復する治療法．

弾性係数

弾性係数とは，応力に応じたひずみの変化率のこと．大きいと硬く，小さいと柔らかい材料といえる．

穿孔（perforation）

とくに板状の穿孔をstrip perforationという．

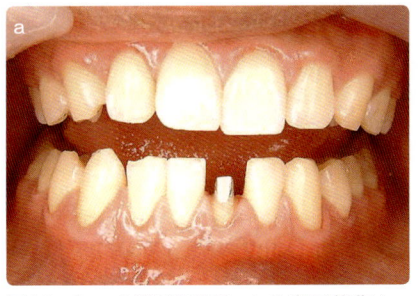

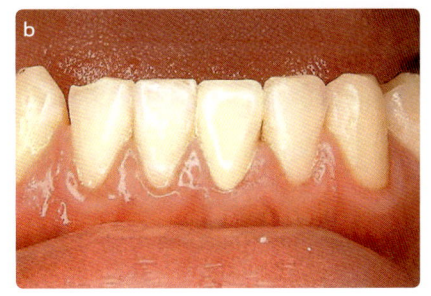

図12-3　全部被覆冠による歯冠修復（a：メタルコアによる支台築造，b：装着後）

3）全部被覆冠（図12-3）

　根管処置後の歯冠修復は全部被覆冠による補綴処置を行うべきという従来の方針は変わりつつあり，健全な象牙質が多く，歯頸部が象牙質に裏打ちされたエナメル質を有する歯内治療後の歯に対しては，メタルアンレーなどの部分被覆冠の選択を検討するべきである．残存歯質が少ない歯やブリッジの支台歯となる場合は通常，全部被覆冠で対応する．

参考文献
1) 戸田忠夫，中村洋，須田英明，勝海一郎．歯内治療学　第3版．東京：医歯薬出版，2008；281-285．
2) 石橋寛二，川添堯彬，川和忠治，福島俊士，三浦宏之，矢谷博文．クラウンブリッジ補綴学　第4版．東京：医歯薬出版，2010；107-114．

復習しよう！

1 支台築造の材料はどれか．2つ選べ．
a 即重レジン
b 酸化亜鉛ユージノール
c アマルガム
d コンポジットレジン

2 支台歯で歯牙破折の防止に有効なのはどれか．2つ選べ．
a ポストを太くする．
b メタルコアを用いる．
c 歯冠部歯質を保存する．
d 接着性レジンを用いる．

＜解答＞
1：c, d
2：c, d

索　引

ア

IPC法	29, 51
ISO規格	87
アクセサリーポイント	96
アナコレーシス	65
アピカルエンド	104
アピカルシート	103
アペキシフィケーション	103
アペキソゲネーシス	102

イ

EBAセメント	108, 120
EDTA	89
EPT	27, 38, 79
イオン導入法	29
インピーダンス測定検査	25, 28, 39
意図的再植法	124
苺状歯	20

ウ

ウイルス性肝炎	134
う蝕の原因	23
う蝕の好発部位	24
う蝕の治療法	28

エ

AH26	96
$A\sigma$線維	13
FC	90
FG	90
Hファイル	87
MI	136
MRSA	71
MTA	108, 120
エイズ	134
エクストラクター	110
エタノール	44
エチレンオキサイドガス滅菌法	43
エックス線検査	27, 39, 80
エックス線的根尖	132
エッチング	32
エナメル質	10
――形成不全	19
――減形成	19
エナメル小柱	11
エナメル滴(エナメル真珠)	16
壊疽性歯髄炎	35
塩化ベンザルコニウム	44

オ

オートクレーブ滅菌法	43
オーバーインスツルメンテーション	110
温罨法	113
温度診	25, 27, 37, 79

カ

ガス滅菌法	43
ガッタパーチャポイント	96
カラベリー結節	15
ガルバニー電流	31
下顎孔伝達麻酔法	46
化学診	27
可逆性歯髄炎	48
仮性露髄	34
仮封法	47, 91
過剰根	17
――管充填	111
外歯瘻	72
外傷性咬合	64
隔壁形成法	42
完全脱臼	22
陥入	22
乾熱滅菌法	43
間接覆髄法	28, 50
感染根管	66
――治療	82
関連痛	39
簡易乾熱滅菌法	43

キ

キレート結合	89
既往歴	36
亀裂	20
逆根管充填法	120
逆ポイント法	98
臼後結節	15
臼旁結節	15
急性一部性化膿性歯髄炎	33
急性一部性単純(漿液)性歯髄炎	33
急性化膿性根尖性歯周炎	74
急性全部性化膿性歯髄炎	34
急性全部性単純(漿液)性歯髄炎	33
急性単純性根尖性歯周炎	74
嗅診	80
巨大歯	14
狭心症	133
局所麻酔薬	55
菌血症	65

ク

クラウンダウン法	88
グラスアイオノマーセメント	51
クランプ	41
――フォーセップス	41
グリコカリックス	71
グルコン酸クロルヘキシジン	44
グルタールアルデヒド	29, 45
クロロパーチャ	96
楔応力検査	28
楔状欠損	22

ケ

Kファイル	57, 86
ゲイツグリデンドリル	57, 85
ケミカルサージェリー	102
外科的歯内療法	118
犬歯結節	15
現病歴	36

コ

コラーゲン	11
コレステリン結晶	76

INDEX

コロナルリーケージ	68	**シ**		上行性歯髄炎	35		
コンポジットレジン修復	136			消毒剤	44		
誤飲	111	CC	91	消毒法	44		
糊剤	97, 100	CP	91	触診	25, 26, 37, 78		
抗菌薬	60	C型根管	18	心筋梗塞	133		
口内法エックス線撮影	80	C線維	13	侵蝕症	23		
咬合性外傷	64, 111	シーラー	96	浸潤麻酔法	46		
咬耗	22	シャーピー線維	12	**ス**			
高血圧症	133	シュウ酸カリウム	29				
骨内期	74	シルバーポイント	96	スタンダードプレコーション	40		
骨膜下期	74	支台築造法	135	ステップバック法	88		
骨膜下麻酔	46	次亜塩素酸ナトリウム	89	ストッピング	47		
根管拡大・形成	57, 86	自発痛	33	スプレッダー	97		
根管鉗子	109	視診	25, 26, 36, 78	スミヤー層	58		
根管乾燥	59	紫外線滅菌	43	水硬性セメント	47		
根管口形成	57, 85	歯科用コーンビームCT	81	水酸化カルシウム製剤	51, 60, 90		
根管充填法	97	歯科用実体顕微鏡	125	水平破折	20		
根管充填材(剤)	95	歯冠修復	135	垂直加圧充填法	98		
根管充填用セメント	96	歯冠破折	21	垂直破折	20		
根管充填用ピンセット	97	歯根振盪	77	髄管	18		
根管消毒	59, 90	歯根切断法	121	髄室開拡	54, 84		
──剤	59	歯根肉芽腫	73, 76	髄室側壁穿孔	107		
根管洗浄	57	歯根囊胞	73, 76	髄床底穿孔	107		
──剤	58	歯根分離法	121	**セ**			
根管側枝	18	歯根膜期	74				
根管側壁穿孔	107	歯根膜穿孔	107	セメント質	10		
根管長測定	56, 85	歯根膜内麻酔	46	生活歯髄切断法	53		
根管内細菌培養検査	81	歯髄	10, 12	生理学的根尖	132		
根管内破折	109	──壊死・壊疽	34	石炭酸	50, 59		
根管の異常	17	──腔内麻酔	46	切削診	40		
根管の化学的清掃	88	──腔の狭窄	19, 131	切歯結節	14		
根管の形態	18	──充血	33	全部被覆冠	137		
根尖性歯周炎	62	──診断器	27	染色検査	28		
根尖切除法	120	──鎮痛消炎療法	49	穿孔	107		
根尖搔爬法	119	──電気診	27, 38, 79	穿通仮封法	91		
根尖病巣	65	──の退行性変化	35	**ソ**			
根尖分枝	17	歯性病巣感染	73				
根未完成歯	102	歯内歯	16	双生歯	17		
サ		歯内‐歯周疾患	114	象牙芽細胞	12		
		歯肉穿孔	107	象牙細管	11		
サンダラック仮封法	48, 92	失活歯髄切断法	55	象牙質	10		
酸化亜鉛ユージノールセメント	47, 51	斜断破折	21	──‐歯髄複合体	11		
酸蝕症	23	煮沸消毒法	44	──知覚過敏症	24, 29		
暫間的間接覆髄法	29, 51	主訴	36	象牙‐セメント境	132		
		修復象牙質	51	象牙粒	19, 131		

索　引

側枝	18
側方加圧充填法	98, 99

タ

ターナーの歯	20
打診	26, 37, 79
多根管歯	18
待機的診断法	40
第二象牙質	131
第三象牙質	19
脱臼	22
単一仮封法	48, 91
単一ポイント法	97

チ

チモールアルコール	50
中心結節	15
鋳造金属	135
直接覆髄法	52

ツ

通性嫌気性菌	70

テ

デンティンブリッジ	55, 102
伝達麻酔法	46
電気歯髄診断器	27, 80
電気的根管長測定器	86

ト

トームス線維	11, 12
トライセクション	122
樋状根管	18
透照診	27, 36, 80
動水力学説	26
動揺度検査	27, 39, 80
糖尿病	133
特発性歯髄炎	35

ナ

内歯瘻	72
内部吸収	35

ニ

ニッケルチタン製ファイル	88

二次性高血圧症	133
二重仮封法	48, 91
乳歯の根尖性歯周炎	20

ネ

粘膜下期	75
粘膜下麻酔	46

ノ

膿瘍切開	118

ハ

バイオフィルム	71
ハッチンソン歯	20
パラホルムアルデヒド	51, 59
バリアーテクニック	40
ハロゲン剤	59
波動	37, 118
破折	20
歯の移植法	123
歯の形成不全	19
歯の形態異常	14
歯の再植法	123
歯の保存液	22
敗血症	65
梅毒	20
板状根	18
斑状歯	20

ヒ

ピーソーリーマー	57, 85
ヒートキャリアー	98
ヒドロキシアパタイト	11
ピンクスポット	35
皮下気腫	111
被蓋硬組織	55, 102
表面反射ミラー	127
表面麻酔法	46

フ

VRE	71
ファイリング	88
ファイル	86
フィンガースプレッダー	97
フィンガープラガー	97

フェニックス膿瘍	66
フェノール	50, 59
フッ化ジアンミン銀	29
フッ化ナトリウム	29
プラガー	97
フルニエ歯	20
ブローチ綿栓	59, 83
不完全脱臼	22
不可逆性歯髄炎	48
不潔域	24
不顕性露髄	34

ヘ

Hertwigの上皮鞘	102
ペーパーポイント	83, 111
ヘミセクション	122
便宜抜歯	123
偏性嫌気性菌	70

ホ

ポビドンヨード	44
ホルマリン系薬剤	59, 90
蜂窩織炎	66
本態性高血圧症	133

マ

マイクロサージェリー	129
マイクロスコープ	125
マイクロデブライダー	127
マイクロリーケージ	68
マスターポイント	96
マセランキット	110
マラッセの上皮遺残	76
麻酔診	39
麻酔抜髄法	55
摩耗	22
慢性化膿性根尖性歯周炎	75
慢性潰瘍性歯髄炎	34
慢性歯周炎	70
慢性増殖性歯髄炎	34
慢性単純性根尖性歯周炎	75

ミ

ミニマルインターベンション	136

INDEX

ム

| 無機質溶解作用 | 89 |

メ

メタルアンレー	137
メタルコア	135
滅菌法	43

モ

モノマー	32
盲孔	16
問診	24, 36, 77

ヤ

| 薬液消毒法 | 44 |

ユ

| ユニバーサルプレコーション | 40 |
| 癒合歯 | 17 |

ユ(癒)

癒着歯	17
遊離エナメル質	11
誘発痛	33

ヨ

| ヨウ素化合物 | 60 |
| 羊皮紙様感(音) | 76 |

ラ

ラバーダム防湿法	41, 84
ラバーダムシート	41
ラバーダムパンチ	41
ラバーダムフレーム	41
ラルゴリーマー	85
螺旋状根管充填器	97

リ

リーマー	57, 86
リーミング	88
裏層	51

ル

| ルートセパレーション | 121 |
| ルーラー | 57 |

レ

| レンツロ | 97 |
| 冷エアゾール | 38 |

ロ

ロールポイント法	99
露髄	22, 52
瘻孔	66, 72, 75

ワ

Weineの分類	114
ワイザーの仮封法	91
矮小歯	14

編者略歴

笠原悦男(Etsuo Kasahara)
1972年　東京歯科大学卒業
1994年　松本歯科大学教授(歯科保存学第2講座)

林　宏行(Hiroyuki Hayashi)
1971年　大阪歯科大学卒業
2006年　大阪歯科大学教授(口腔治療学講座)

吉田隆一(Takakazu Yoshida)
1976年　大阪歯科大学卒業
2008年　朝日大学歯学部教授(口腔機能修復学講座 歯科保存学分野)

クインテッセンス出版の書籍・雑誌は，歯学書専用
通販サイト『歯学書.COM』にてご購入いただけます．

PCからのアクセスは…
歯学書 検索

携帯電話からのアクセスは…
QRコードからモバイルサイトへ

QUINTESSENCE PUBLISHING 日本

新・歯科衛生士教育マニュアル
歯内治療

2011年12月10日　第1版第1刷発行
2024年2月10日　第1版第6刷発行

編　者　　笠原悦男 / 林　宏行 / 吉田隆一

発行人　　北峯康充

発行所　　クインテッセンス出版株式会社
　　　　　東京都文京区本郷3丁目2番6号　〒113-0033
　　　　　クイントハウスビル　電話(03)5842-2270(代表)
　　　　　　　　　　　　　　　(03)5842-2272(営業部)
　　　　　　　　　　　　　　　(03)5842-2279(編集部)
　　　　　web page address　https://www.quint-j.co.jp

印刷・製本　サン美術印刷株式会社

Printed in Japan　　　　　　　　　　　　　　禁無断転載・複写
ISBN978-4-7812-0238-9　C3047　　　　落丁本・乱丁本はお取り替えします
　　　　　　　　　　　　　　　　　　　　　定価は表紙に表示してあります